Mosaik bei
GOLDMANN

Buch

Rückenschmerzen zählen zu den am weitesten verbreiteten Beschwerden – fast jeder, der am Schreibtisch arbeitet, leidet unter ihnen. Der modernen Medizin ist es bisher nicht gelungen, diese Plage mit Medikamenten wirksam und dauerhaft zu bekämpfen. Die natürliche Haltungs- und Atemtherapie »Zilgrei«, entwickelt von Adriana Zillo und Dr. Hans Greissing, ist in den 70er-Jahren zum Begriff für aktive Selbsthilfe bei Rückenschmerzen geworden. In diesem Buch werden die Ursachen von Rückenschmerzen beschrieben und Übungen gezeigt, durch die der Körper in seiner Funktionsweise unterstützt und die Selbstheilung angeregt wird. Es geht dabei nicht um Krafttraining, sondern um die richtige Haltung, Atmung und Entspannung. Zilgrei ist nicht anstrengend, absolut schmerzfrei, leicht erlernbar und kann in jedem Alter praktiziert werden.

Autoren

Adriana Zillo stammt aus einer alten Adelsfamilie des Veneto. Ihr Interesse an alternativen Heilmethoden erwachte, als sie an einer äußerst schmerzhaften Form der Arthrose der Halswirbelsäule litt. Ihre Versuche auf dem Gebiet des Yoga, des autogenen Trainings und der Akupunktur führten sie schließlich zu dem deutschamerikanischen Chiropraktiker Dr. Hans Greissing, dem es gelang, sie von ihren Schmerzen zu befreien. Von der Patientin wurde sie zur begeisterten Mitarbeiterin. Aus der Zusammenarbeit entstand die Entwicklung der Zilgrei-Methode.

Charlotte Rogers, deutschgebürtige Engländerin, ist durch Publikationen, Vorträge und Kurse maßgeblich an der Weiterentwicklung und Verbreitung der Zilgrei-Methode beteiligt. 1997 gründete sie zusammen mit Dr. Greissing die Zilgrei International S.A. mit Sitz im Tessin/Schweiz.

Hans Greissing
Adriana Zillo

Zilgrei gegen Rückenschmerzen

Selbstbehandlung durch eine einfache Haltungs- und Atemtherapie

Mosaik bei
GOLDMANN

Die Ratschläge in diesem Buch wurden von den Autoren und vom Verlag sorgfältig erwogen und geprüft, dennoch kann eine Garantie nicht übernommen werden. Eine Haftung der Autoren bzw. des Verlags und seiner Beauftragten für Personen-, Sach- und Vermögensschäden ist ausgeschlossen.

Umwelthinweis:
Alle bedruckten Materialien dieses Taschenbuches sind chlorfrei und umweltschonend.

1. Auflage
Überarbeitete Taschenbuchausgabe Juni 2005
Wilhelm Goldmann Verlag, München,
ein Unternehmen der Verlagsgruppe Random House GmbH

Umschlaggestaltung: Design Team München
Umschlagfoto: Zefa/Albert Normandin
Zeichungen: Carlo Crovetto
Satz: Buch-Werkstatt GmbH, Bad Aibling
Druck: GGP Media GmbH, Pößneck
Verlagsnummer: 16692
CH · Herstellung: Stefan Hansen
Printed in Germany
ISBN 3-442-16692-6
www.goldmann-verlag.de

Inhalt

Vorwort zur neuen Taschenbuchausgabe

Die vorliegende überarbeitete Ausgabe ist das Ergebnis weiterer zehn Jahre Erfahrungen und Einsichten bei der Entwicklung und dem Lehren der Zilgrei-Methode. Die Zilgrei-Grundansätze, die Art ihrer Anwendung, die Zusammenhänge, Überlegungen und Philosophie die Frau Zillo und Dr. Greissing der Zilgrei-Methode verliehen haben, sind unverändert geblieben. Lediglich die Darstellungen und Erklärungen wurden zum Teil umformuliert, um sie für den Anwender noch verständlicher zu machen.

Seit der Erstausgabe dieses Buches im Jahre 1991 hat sich vieles in dieser turbulenten Welt verändert, nur scheinbar eines nicht: Rücken-, Nacken-, Gelenk- und Muskelschmerzen plagen nach wie vor mehr als 80% der Bevölkerung der westlichen Welt. Für Zigtausende, die inzwischen den Inhalt dieses Buches in die Praxis umgesetzt haben, hat sich gewiss etwas geändert; viele begeisterte Berichte sind ein Beweis dafür. Aber täglich kommen neue »Opfer« hinzu, die diesen tückischen Beschwerden anheim fallen, Beschwerden, die immer öfter bereits bei jungen Menschen auftreten und über die Jahre einen enormen Tribut an persönlichem Schmerz, an explodierenden Kosten im Gesundheitswesen und an Millionen verlorener Arbeitsstunden durch Arbeitsausfall fordern. Trotz großer Bemühungen von Seiten der Medienaufklärung, der Arbeitsmedizin, der Rückenschulen, der Fitness- und Sportinitiativen, der Gymnastikgruppen usw. scheint wenig Aussicht auf eine nachhaltige Verbesserung dieser Situation zu bestehen. Warum nur? Liegt es vielleicht daran, dass sich nichts an den Beschwerde*ursachen* geändert hat? Darüber kann kaum ein Zweifel bestehen.

Um die *Ursachen* von Rückenbeschwerden, darum wie man die Schmerzen erst einmal beseitigen und dann ihr erneutes Auftreten verhindern kann, geht es in diesem Buch. Es soll Ihnen das praktische Werkzeug an die Hand geben, mit dem Sie Ihre Beschwerden selbst »in den Griff« bekommen können. Nicht mit Turnen oder Gymnastik, nicht mit Schwitzen und schmerzenden Übungen, sondern mit sanfter Selbstbehandlung und mit ein paar guten neuen Gewohnheiten, die Sie sich zulegen dürfen. Deshalb ist dieses Buch eigentlich in drei Teile gegliedert: Die Einleitung, die Ihnen die Zilgrei-Ansätze erklärt und die Sie brauchen, um zu Teil 2, der die eigentlichen Selbstbehandlungen enthält, übergehen zu können, und der dritte Teil, der Ihnen die Therapie im Alltag, d.h. neue Gewohnheiten vermittelt, damit Ihre Beschwerden nicht wieder auftreten.

Sollten Sie Beschwerden nicht nur im Rücken sondern auch in anderen Körperbereichen haben, finden Sie Grundübungen für den gesamten Bewegungsapparat in dem Buch *Neue Hoffnung Zilgrei*, erschienen im gleichen Verlag.

Wenn Patienten in meine Praxis kommen, oft mit einem Pack Röntgenbilder der letzten Jahre unter dem Arm, die meist bei jedem erneuten Auftreten der Beschwerden angefertigt wurden, erzählen sie mir von abgenutzten oder vorgefallenen Bandscheiben, von verschobenen Wirbeln, von Skoliose, von Arthrose, von Rheuma, und zitieren dabei mit erstaunlicher Fertigkeit beeindruckende lateinische Fachausdrücke, die ihre Befindlichkeit erklären sollen. Auf meine Frage, warum sie denn nun bei mir, einer Zilgrei-Lehrerin, gelandet seien, klagen sie meist verzweifelt, dass bisher alles nichts oder nur vorübergehend geholfen habe, und dass die Schmerzen immer wiederkämen. Das sind die typischen Zilgrei-Patienten, die endlich wissen möchten, was sie selbst tun können, damit es ihnen besser geht. Sie sind reif für Zilgrei.

Als Einstieg in die Zilgrei-Arbeit erläutere ich zunächst meinen Probanden, dass wir von nun an nicht ihr Skelett, sondern ihre Gewohnheiten durchleuchten wollen: wie sie gehen und wie sie stehen, wie sie sitzen und wie sie schlafen, wie sie sich bewegen und wie sie arbeiten, wie sie sich kleiden und welche Hobbys sie haben. Kurz, alles was den Menschen in seinem täglichen Ablauf beeinflusst und prägt, denn die Auswirkungen davon finden wir im Zustand seiner Muskeln, Bänder, Sehnen, Gelenke und in seiner Atmung wieder. Danach befassen wir uns mit ihrem Ist-Zustand, d.h. was können sie jetzt, in diesem Moment tun und was nicht, wann sind ihre Beschwerden am stärksten, morgens, nach dem Aufstehen, oder abends nach einem arbeitsamen Tag und welche Bewegungen können sie ohne weiteres ausführen und welche bereiten Schmerzen oder Unbehagen. Die therapeutische Konsequenz daraus ist das eigene, ganz individuell zugeschnittene Zilgrei-Selbstbehandlungsprogramm. Hierin liegt der Kern der Zilgrei-Methode, die wir zwei genialen Menschen verdanken.

»Genial ist der Mensch, der Augen hat für das, was ihm zu Füßen liegt«, hatte Goethes Mutter gesagt. Diese Art der Genialität besaß Dr. Hans Greissing, ein begnadeter amerikanischer Chiropraktiker deutscher Abstammung, der in seiner Wahlheimat Italien zusammen mit seiner Patientin, Adriana Zillo, die Zilgrei-Methode entwickelt hatte. »Die Ursachen unserer Beschwerden liegen ganz nah bei uns, wir erzeugen sozusagen unsere Krankheit selbst. Die Gnade besteht aber darin, dass wir mit geeigneten Maßnahmen auch unsere eigene Gesundheit erzeugen können«, war seine Lehre. Die zehn Schritte, die der Patient von der Türe seines Praxisraumes bis zum Schreibtisch zurücklegen musste, reichten Dr. Greissing oft aus, um nicht nur den gesamten Menschen, sondern auch dessen Beschwerdeursachen erfassen zu können. »Ihr müsst den ganzen Menschen sehen, müsst ihn genau anschauen, von unten bis oben, von oben bis unten, links und rechts, vorn und hinten, ihr müsst beobachten, wie er sich bewegt, ohne fixiert zu sein auf den Punkt, wo seine Schmerzen auftreten. Nur dann könnt ihr erfahren, was er hat und was er braucht«, belehrte er uns, seine Schüler, immer wieder mit Nachdruck.

Aber auch Frau Zillo ist von der Genialität, die Naheliegendes als nützlich erkennen lässt. Ihren aufmerksamen Beobachtungen an sich selbst verdankt Zilgrei zwei der ausschlaggebenden Besonderheiten, die die Methode so wirksam machen: die dynamogene Atmung in Verbindung mit dem Prinzip der Gegenrichtung. »Wenn ich den Kopf in die schmerzfreie Richtung drehe, nimmt mein Schmerz ab«, bemerkte sie, »und wenn ich dazu die Bauchatmung mache, verschwindet er«, teilte sie Dr. Greissing mit. Diese wertvollen Beobachtungen, verbunden mit den anatomischen und physiologischen Ansätzen und Zusammenhängen der Chiropraxis und mit Dr. Greissings Forschung auf dem Gebiet der Nutzung natürlicher Phänomene zur Krankheitsbehandlung, bildeten die Grundlagen zur gemeinsamen Entwicklung, Ende der siebziger Jahre, der Zilgrei-Methode.

Um der bedrohlichen Lage im Gesundheitswesen vorzubeugen gilt es, bereits in jüngsten Jahren gesundheitsfördernde Maßnahmen als Angewohnheit anzunehmen, so wie z.B. das Zähneputzen. Zilgrei-Anwendungen sollten die Kinder von der Grundschule bis zur höheren Schule begleiten, nicht als Neben-, sondern als Hauptfach, nicht als Turnunterricht, sondern als Lebensqualitäts- und Gesundheitsunterricht. Beide Aspekte prägen das lange Leben, das wir heute vor uns haben, beeinflussen unsere Gesundheitspolitik und unsere Wirtschaft, bestimmen den Umgang mit uns selbst und die Achtung für andere als freie, unabhängige Menschen, die wissen, was sie tun können, damit sie gesund werden und bleiben. Wenn die Schule auf das

Leben vorbereiten soll, dann möglichst auf ein gesundes! Unsere Politiker mögen mutig die Weichen dazu stellen und in der Gesundheitspolitik der Selbsthilfe den ersten Platz unter den förderungswürdigen Maßnahmen einräumen, damit eine wirksame, menschliche und vor allem erschwingliche Gesundheitsförderung und Krankenversorgung auch in Zukunft gegeben ist.

Ich erhalte täglich Anfragen von Hilfesuchenden nach Anschriften von ausgebildeten Zilgrei-Lehrerinnen und -Lehrern. Leider sind sie bei weitem nicht ausreichend vorhanden, um der Nachfrage gerecht zu werden. Dabei ist es ein wirklich lohnender Beruf, den man in jedem Alter, unabhängig von einer Vorbildung in einem Heilberuf, erlernen kann. Ich selbst ließ mich 1982, aus der Touristik kommend, ausbilden und bemühe mich seitdem um die Verbreitung der Zilgrei-Methode, weil ich mich damit in kurzer Zeit von meinem 25 Jahre andauernden Rückenleiden befreien konnte. Noch heute klingen mir Dr. Greissings damalige Worte in den Ohren, »Das Wunderbare ist, Sie selbst haben sich von Ihren Beschwerden befreit, nicht ich!« Das Gefühl der Befreiung und Unabhängigkeit möchte ich mit Ihnen teilen. So lautet denn auch mein damaliger wie heutiger Vorsatz: »So etwas muss unter die Leute!«

Wenn Sie Zilgrei für den Eigengebrauch von einem/r anerkannten Zilgrei-Lehrer/in lernen möchten, können Sie die Listen unter www.zilgrei.com abrufen oder sich an die auf Seite 210 aufgeführte Adresse wenden.

Es ist mir ein Anliegen, darauf aufmerksam zu machen, dass aufgrund ihrer durchschlagenden Wirksamkeit, die Zilgrei-Ansätze immer öfter unter anderen Namen als neue Methoden angepriesen werden. Ansätze aus anderen Therapieverfahren werden damit vermischt, wodurch die Echtheit der Methode verloren geht. Jedoch sind es gerade die Zilgrei-Grundlagen in ihrer reinen Form, die immer wieder die erstaunlichen Wirkungen zeitigen. Es geht bei Zilgrei nämlich nicht darum, Schmerzen »wegzumachen«, sondern Schmerzursachen nachhaltig aufzulösen.

Zilgrei ist so einfach wie das Gehen, aber so vielschichtig wie die physiologischen Mechanismen, die das Gehen ermöglichen. Die Zilgrei-Methode hat fast unbegrenzte Anwendungsmöglichkeiten, die jeder, der ihre Grundlagen in ihrer Tragweite erlernt und erfasst hat, selbst erarbeiten kann. Es handelt sich deshalb nicht um eine Weiterentwicklung von Zilgrei, wie das mancherorts behauptet wird, sondern um mögliche Variationen über das Zilgrei-Grundthema.

Dr. Greissing ist im Januar 2002 in Mailand nach einem reichen, abenteuerlichen und arbeitsamen Leben gestorben. Er war ein Pionier auf dem Gebiet der natürlichen Gesundheitspflege und Krankheitsbehandlung, ein feuriger Verfechter seiner Ansichten und vor allem der Überzeugung, dass der Mensch nur dann frei ist, wenn er sich selbst helfen kann. Frau Zillo ist Ehrenpräsidentin des italienischen Zilgrei-Verbandes und unterstützt nach Kräften die Arbeit zur Verbreitung der Zilgrei-Methode. Beiden gebührt mein tiefer Dank für die Befreiung von meinen Schmerzen, für die Bereicherung, die ich durch sie erfahren durfte und für das Geschenk meiner Lebensaufgabe: die Verbreitung der Zilgrei-Methode als aktive, wirksame Hilfe zur Selbsthilfe.

Ich wünsche Ihnen viel Erfolg und baldige Genesung mit Zilgrei!

Charlotte Rogers
März 2005

Zilgrei wirkt

Nichts überzeugt mehr als die eigene Erfahrung. Darüber berichten einige der folgenden Auszüge aus Briefen, die uns erreicht haben, und aus Informationen, die in das Gesprächsforum der Zilgrei Internetseite eingegeben wurden. Über die Wirksamkeit von Zilgrei in der Behandlung von Rückenschmerzen wurden aber auch zwei Studien an der international renommierten Orthopädischen Klinik Rizzoli der Universität Bologna durchgeführt, die eine Erfolgsquote von über 70% auswiesen. Eine weitere Studie an der Terme di Porretta/Toscana über den Einsatz von Zilgrei bei obstruktiven Lungenerkrankungen hat bessere Heilerfolge gegenüber herkömmlicher Atemgymnastik gebracht. Aber lassen wir einige Zilgrei-Anwender zu Worte kommen:

»Als Therapievoraussetzung bringe ich außer den ›saumäßigen‹ Schmerzen noch die in mir schon immer existente (allerdings bisher unformulierte) Vorstellung mit, sanfte, natürliche ›äußere‹ Einflussnahme zur Reorganisierung der biokybernetischen Funktionen müsse möglich sein. Also Ihre Therapiegrundlage schlechthin ... UND JETZT?

Ich habe seit 1 Woche Ihr Buch. Habe den einleitenden Teil aufgesogen. Mache täglich drei ›Sitzungen‹ (allerdings muss ich meinem normalen Berufsalltag nebenher nachkommen. Das heißt, ich habe einen gewerblichen Hausmeisterdienst, bei dem jetzt u.a. in den Gärten Hochsaison herrscht mit viel Bücken und z.T. schwerem Arbeitsgerät).

ABER ich bin seit den Übungen ein völlig neuer Mensch!

Morgens nach dem Aufstehen erlebt mein Gefühl wieder

den Fußkontakt auf dem Boden und nicht wie zuvor so eine Art Klumpfußgefühl. Ich bin ganz allgemein relaxt trotz des gleich gebliebenen Stresses. Das Schlafen tut nicht mehr in jeder Lage weh, sondern es gibt erkennbare Erleichterung beim Liegen usw., usw. Das Hinken beim Gehen bzw. die nicht mehr ganz aufrechte Körperhaltung beim Gehen wird sich so Gott will vielleicht auch verbessern lassen.

Und das nach einer Woche Anwendung! …

Ein bisschen fachliche Unterweisung oder Betreuung allerdings würde mir sicher nicht schaden. Daher meine Bitte um Ihre Zuschrift (mit der Liste der Zilgrei-Lehrer/innen).

Entschuldigen Sie, dass ich Sie jetzt doch mit so viel Literatur behelligt habe. Es ist die Freude über den Erfolg. Ich wollte, mehr Leute brächten die (evtl. intellektuelle) Bereitschaft auf, zu kapieren, was ein Organismus ist und wie man damit umgehen sollte.

Ich bedanke mich im Voraus für Ihre Mühe und weiß jetzt schon, dass ich versuchen werde, bei anderen Geplagten die Bereitschaft zu wecken, sich für Ihre Methode und vor allem deren Grundlagen zu öffnen.

Mit freundlichen Grüßen

Marianne Z.«

Aus dem Gesprächsforum der Zilgrei-Homepage:

Guten Tag,

ich habe von Kind an eine nach links verdrehte Wirbelsäule und ein um 2 cm verkürztes linkes Bein. Ich habe sehr häufig Blockaden in den Bereichen Halswirbel-, Brustwirbel- und Lendenwirbelsäule, die mit starken krampfartigen Schmerzen einhergehen. Ein Kernspin meiner Halswirbelsäule hat gezeigt, dass im Bereich des 3. Wirbels der Kanal für den Nerv extrem eng ist, das trifft auch auf den Brustwirbelbereich zu, aber nicht so extrem. Ich bin es eigentlich Leid, immer wieder Spritzen zu bekommen. Reine Krankengymnastik hat bis jetzt nicht sehr geholfen. Das Problem, Übungen zu Hause zu machen, ist, dass man nicht weiß, ob man nicht Muskeln zu sehr trainiert, während man andere vernachlässigt. Durch Zufall bin ich auf Zilgrei gestoßen, da unsere Familienbildungsstätte einen solchen Kurs anbietet. Sind die Übungen wirklich so hilfreich? Wird dabei Muskulatur aufgebaut oder was ist der Erfolg der Übungen.

Können alle drei Bereiche gezielt angegangen werden? Gibt es zur Information spezielle Bücher? In unserer Familienbildungsstätte ist im September ein Informationsabend. Gibt es Fragen, die man stellen sollte, bevor man sich in einen Kurs einschreibt?

Vielen Dank im Voraus
Barbara H.

Guten Tag Frau H.,

auch ich habe ein ähnliches Krankheitsbild. Eben das Übliche – Verkrümmung der LWS, Skoliose, zu kurzes Bein. Mit diversen Einlagen bzw. Absatzerhöhungen hat die Schulmedizin meine Schmerzen etwas lindern können. Eine gute Physiotherapeutin hilft mir ebenfalls.

Vor ca. 3 Jahren hat mir eine gute Bekannte, die meinen Gesundheitszustand kennt, ZILGREI empfohlen. So richtig konnte sie mich aber nicht überzeugen. Ich habe mich nicht weiter drum gekümmert.

Vor 4 Wochen habe ich in meinem Urlaub in unserer Ferienstätte einen kurzen Vortrag über Rückenschmerzen gehört. Der Masseur führte aus, dass es eine einfache Behandlung gibt. Darauf haben wir bei ihm ZILGREI gelernt. Ergebnis: sämtliche Absatzerhöhungen und Einlagen sind überflüssig, mein rechtes Bein ist gar nicht zu kurz. Und die Rückenschmerzen sind weg. Ohne Krankengymnastik, nur mit täglicher Anwendung von ZILGREI. Ich bin sehr zufrieden.

Probieren Sie es aus. Es wird auch Ihnen helfen.

Schöne Grüße

Bettina M.

Hallo! Mein Sohn Lukas, 8 Jahre alt, ist an Morbus Perthes (Hüftgelenkserkrankung im Kindesalter) im Anfangsstadium an der linken Hüfte vor einem dreiviertel Jahr erkrankt. Seit November 2003 hat er eine Mainzer Hüftentlastungsschiene an, die er ständig tragen muss! Wir interessieren uns für Zilgrei und hätten gerne gewusst ob es Anwendungsmöglichkeiten gibt, um die Schmerzen weiter zu lindern! Gibt es vielleicht im Raum Wesel solche Möglichkeiten? Für Infos wäre ich sehr dankbar!

Mit freundlichen Grüßen,

Johannes A.

Bei meiner Tochter Pia wurde vor knapp 2 Jahren MP, rechts, diagnostiziert (Nach verschiedenen »Diagnoseversuchen«)! Wir bekamen dann auch gesagt, dass man nichts machen kann, evtl. belastungsfrei bewegen; evtl. ein bisschen Physiotherapie und Kontrolle alle 3–6 Monate ...! Dann bin ich auf Zilgrei gestoßen und es hat sofort gewirkt – wir konnten Schmerzmittel absetzen und die Beweglichkeit nahm sofort wieder zu – nach einmaligem Besuch einer ZILGREI-Lehrerin!!! Das hat mich so begeistert, dass ich die Ausbildung als ZILGREI-Lehrer absolviert habe und als solcher tätig bin! ZILGREI ist hervorragend geeignet bei MP! Ich gebe gern Infos und Erfahrungen weiter.

Herzliche Grüße

Sven H.

Sehr geehrte Zilgrei-Experten,

in den letzten 5 Jahren hatte ich immer wieder mal Ischiasschmerzen, so wie jetzt auch. Stets wurde eine Blockade des ISGs diagnostiziert. Nach Aufhebung derselben waren die Schmerzen weg. Ich besitze bereits das Zilgrei-Buch »Zilgrei gegen Rückenschmerzen«, dennoch meine Frage nach der besten Übung:

Schmerzen treten im linken Bein/Hüfte im bewegungslosen Stehen/Sitzen auf. Höchstens das Runterbeugen nach vorn (auf der Sagittalebene) tut etwas weh (Schmerz strahlt dann ins Knie). Außerdem schmerzt die Muskulatur im Bereich der linken Hüfte, wahrnehmbar durch seitliches Stretchen (Abknicken des Oberkörpers nach rechts) Welche Übung wäre angezeigt?

Danke für ihre Auskunft.

Mit freundlichen Grüßen

Martin K.

Hallo, Herr K.,

blockierte ISGs und Beckenverlagerungen (dadurch ein scheinbar kürzeres Bein) ist in der heutigen Zeit bei fast allen Rechtshändern anzutreffen. Deshalb gehören die Selbstbehandlungen für den Beckenausgleich zum Basis-Programm. Bitte lesen Sie also nach unter SBH KRANICH – PERLHUHN – ORTOLAN. Versuchen Sie es ein oder zwei Tage lang jeweils nur mit einer dieser und wählen Sie dann zur ständigen Anwendung (ein bis höchstens zweimal pro Tag) jene, die Ihnen die besten Resultate bringt.

Zum Problem beim Sitzen/Stehen:

Sind Sie Rechtshänder? Dann stellen Sie im Sitzen das linke Bein auf einen kleinen Schemel (nicht höher als 15 – 20 cm) oder auf ein paar übereinander gelegte Bücher. Stabil sollte diese Unterlage sein, sonst verkrampfen Sie sich. Das sollte Ihnen Erleichterung bringen. Achten Sie darauf, dass Sie stets gerade sitzen, auf den Sitzbeinhöckern und möglichst auf einer horizontalen Sitzfläche. Es kann Ihnen auch helfen, während dem Sitzen zeitweilig das rechte Bein fallen zu lassen (das Knie ist dabei abgeknickt und der Fuß steht hinten). Wenn Sie Linkshänder/in sind, probieren Sie es umgekehrt.

Vergessen Sie die Basis-SBH SCHWAN und EISVOGEL nicht und aus persönlicher Erfahrung kann ich Ihnen den ADLER wärmstens empfehlen. Aber das oberste Gebot ist immer: TESTEN und herauszufinden, welche Stellung bzw. Bewegungsrichtung angenehm ist und nur in dieser Richtung arbeiten.

Viel Erfolg und geben Sie mir Bescheid, wie es Ihnen geht.

Freundliche Grüße

Charlotte Rogers

Hallo Frau Rogers,

ja, ich bin Rechtshänder, 39 Jahre alt (!) (muss man ja sagen, wenn man da schon Rückenprobleme hat). Das mit der Unterlage unter dem linken Fuß während dem Büro-Sitzen hatte ich bereits bei früheren sowie auch bei der gegenwärtigen Ischias Schmerzattacke als sehr angenehm weil schmerzlindernd herausgefunden. Ich nehme da so ne »olle« Teedose. Ich bin ganz erstaunt und froh, dass Sie mich in dieser Erfahrung bestätigen. Vielen Dank.

Ja, ich werde mich an Ihre Empfehlungen halten und Ihnen berichten. Drücken Sie mir die Daumen.

Ich habe mich sehr über Ihre ausführliche Hilfestellung gefreut.

Mit freundlichen Grüßen

Martin K.

Hallo,

hat jemand mit der Zilgrei Behandlung Erfahrungen mit Schwindel und Benommenheit im Kopf. Es kann mir keiner richtig helfen. Habe das Gefühl, dass mit meinem Atlaswirbel etwas nicht stimmt. Habe oft im Halswirbel Blockaden, die vom Orthopäden gelöst werden. Es ist ein Gefühl, als wäre eine Leitung zum Kopf abgeklemmt. Bin kaum beschwerdenfrei.

Über eine Antwort würde ich mich freuen.

Grüße, Carola R.

Sehr geehrte Frau R.,

ob Ihnen Zilgrei bei Ihren Beschwerden helfen kann, ist natürlich aus der Ferne schlecht zu beurteilen. Wenn Ihnen aber manualtherapeutische Behandlungen zumindest kurzzeitig helfen, sollten Sie es auf einen Versuch mit Zilgrei ankommen lassen. Für den Atlas gibt es z.B. die Selbstbehandlung »AAR«, von dessen Wirkung ich immer wieder überrascht werde – selbstverständlich im Zusammenspiel mit anderen Selbstbehandlungen für die HWS, die übrige Wirbelsäule, die Beckenregion und ggf. auch noch für die Schädelknochen.

Probieren Sie es aus!

Mit freundlichen Grüßen

Karl G.

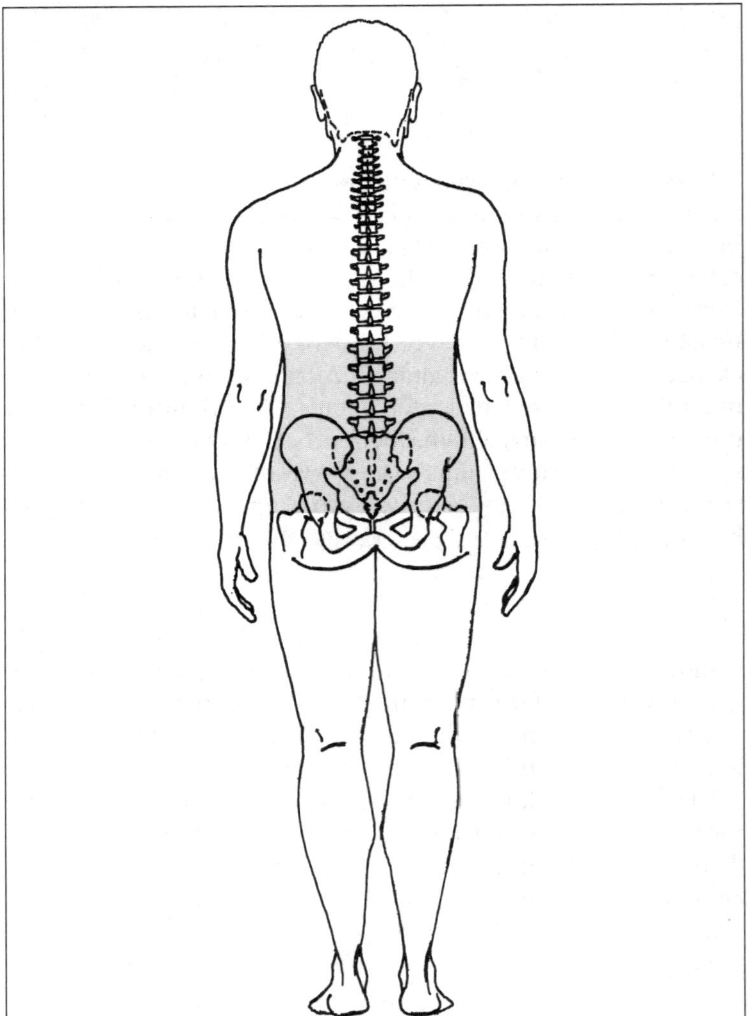

Rückenschmerzen

Wer kennt sie nicht, vor allem die im unteren Wirbelsäulenbereich, oft auch als Kreuzschmerzen bezeichnet. Warum bekommen wir Rückenschmerzen? Zu diesem Thema gibt es viele Theorien und im Prinzip sind alle richtig – zusammengenommen. Denn ein Faktor allein – es sei denn es handelt sich um einen Unfall oder um eine schwere Erkrankung – führt selten zu Rückenschmerzen. Im Normalfall sind Rückenschmerzen die Summierung der Erbanlage, der schlechten Körperhaltung im Alltag und am Arbeitsplatz, einem Übermaß an psychischem und physischem Stress, zu wenig ausgleichender Bewegung, Unwissenheit über die Gesetzmäßigkeiten des Körpers, dummer Sitzmöbel, törichter Moden und der einseitigen Körperbelastung.

An der Erbanlage kann man nicht viel ändern, sie haben wir von unseren Eltern mitbekommen. Jedoch lässt sich jeder Zustand verbessern, durch den bewussten Umgang mit dem eigenen Körper. Erfahrungsgemäß ist die Erbanlage der am wenigsten gravierende Grund für Rückenleiden, weitaus häufiger liegt es an unseren Verhaltensmustern.

Überlegen wir kurz, wie unser Bewegungsapparat funktioniert. Es sind in erster Linie die quer gestreiften Skelettmuskeln, zusammen mit den Bändern und Sehnen, die das Knochengerüst zusammenhalten, die das mühelose aufrechte Sitzen oder Stehen im Feld der Schwerkraft und die Bewegungen ermöglichen. Je nach der Stellung, die wir einnehmen oder der Bewegung, die wir ausführen, sind bestimmte Muskelpartien angespannt, andere entspannt. Verhalten wir uns körpergerecht, das heißt unserem Körperbau und den Körperfunktionen entsprechend, arbeiten sie in einem harmonischen Wechselspiel und liefern mit einem Minimum an Energieaufwand ein Maximum an Leistung. Zum Beispiel ist das der Fall wenn wir aufrecht und entspannt stehen, mit lockeren Knien, das Gewicht auf beide Füße gleichmäßig verteilt, mit leicht aufgerichtetem Becken und gerader Wirbelsäule. Drücken wir hingegen die Knie nach hinten durch, kippt das Becken nach vorn, es bildet sich ein Hohlkreuz, die Muskulatur im Lendenbereich gerät unter Dauerspannung und muss mehr Arbeit leisten, um uns aufrechtzuhalten. Das gleiche gilt beim Sitzen: die aufrechte Sitzhaltung verlangt eine gerade Sitzfläche (die Logik einer nach hinten abfallenden Sitzfläche, wie sie bei den meisten Stühlen anzutreffen ist, ist unerklärlich und behindert das physiologische Sitzen) und eine möglichst gerade Rückenlehne. Dabei sollte das Sitzmöbel nur so hoch sein, dass die Oberschenkel parallel zum Boden bleiben. Bei zu hohen oder zu niedrigen Sitzmöbeln kippt das Becken in eine unnatürliche Lage, was sich wiederum ungünstig auf die Wirbelsäule und die Rückenmuskulatur auswirkt.

Bei ständiger Wiederholung von Fehlhaltung und unausgewogener Körperbelastung bilden sich mit der Zeit so genannte muskuläre Dysbalancen, d.h. einerseits verkrampfte, andererseits zu schlaffe Muskeln, was zunächst zu Schmerzen führen und letztendlich sich auf den gesamten Bewegungsapparat negativ auswirken kann. Übrigens, verkrampfte Muskeln schmerzen, weil die Blutzirkulation in den verkürzten, harten Muskelfaserbündeln nicht optimal und dadurch die Sauerstoffversorgung eingeschränkt ist und die angesammelten Schlackstoffe nicht gut abtransportiert werden können. Außerdem werden Nervenbahnen, die in den Muskeln verlaufen, komprimiert und können sich dadurch entzünden. Wer schon einmal einen entzündeten Ischiasnerv hatte, weiß wovon wir sprechen.

Über psychischen Stress könnten nicht nur wir sondern gewiss auch Sie Bände schreiben, denn wer ist ihm heutzutage nicht ausgeliefert? Angesichts der immer komplizierteren zwischenmenschlichen Beziehungen, des Leistungsdrucks, der materiellen Sorgen, der Verunsicherung durch die Weltlage, der Angst um den Arbeitsplatz und der täglichen frohen Botschaften der Tagesschau ist es überhaupt ein Wunder, wie relativ gut es uns dabei noch geht. Aber irgendwo in unserem Organismus schlägt sich das nieder, häufig im Rücken und im Nacken, durch verkrampfte Muskulatur, durch den Panzer, den sich die Seele über den Körper zugelegt hat. Rückenschmerzen, Kopfweh und Migräne, Übelkeit und Schwindelgefühl, psychosomatische Erkrankungen und Depression sind oft die Auswirkungen davon. Lassen Sie es nicht so weit kommen, tun Sie jetzt etwas dagegen. Jetzt! Tun Sie regelmäßig jeden Tag etwas, was Sie befriedigt oder beglückt. Es ist ganz egal, was es ist, Hauptsache es schenkt Ihnen, auch wenn für einen noch so kurzen Moment, das Gefühl der Freude, es bringt ein Lächeln der Zufriedenheit über Ihre Lippen. Schon allein das was man tut, gerne zu tun ist eine Quelle der Kraft, die unsere Lebensgeister stärkt und uns Mut und Zuversicht gibt. Professor Hans Selye, der Vater der Stressforschung, empfahl das Lachen als die beste Medizin gegen den Stress. Eine alte Weisheit, die sich immer schon bewährt hat. Auch daran kann man arbeiten!

Aber auch Zilgrei hilft, das »Nervenkostüm« stabil zu halten. Zilgrei-Anwendungen haben unter anderem einen sehr positiven Einfluss auf das vegetative Nervensystem und helfen, das Wechselspiel zwischen Sympathikus und Parasympathikus in Einklang zu bringen. Mit der Zilgrei-Atmung lassen sich oft Angstzustände und nervöse Störungen unter Kontrolle bringen. Sie verlieren nichts, wenn Sie es ausprobieren und brauchen noch nicht einmal daran zu glauben, sondern es einfach nur zu tun!

Physischer Stress hingegen ist uns häufig gar nicht als solcher bewusst. Dazu gehört zum Beispiel Übergewicht, schlechte Ernährung, Lärm, Temperaturschwankungen, Umweltverschmutzung, falsche Kleidung und vieles mehr, was uns im Alltag begleitet und nicht als Stressquelle erkannt ist.

Frauen, die ständig Schuhe mit hohen Absätzen tragen, dürfen sich natürlich nicht über Rückenschmerzen wundern. Je höher die Absätze sind, desto stärker ist der Körper gezwungen, von seinem Schwerkraftzentrum abzuweichen. Der Körper fällt praktisch nach vorn und um der Schwerkraft entgegenzuwirken, richtet sich der Oberkörper nach hinten auf, die Lendenwirbelsäule bekommt ein Hohlkreuz und die Muskulatur im Lendenbereich steht unter Dauerspannung. Ab und zu hohe Absätze tragen schadet nicht, aber keinesfalls sollte das eine tägliche Gewohnheit sein.

Junge Menschen sollte man unbedingt darauf aufmerksam machen, dass das ständige Tragen von engen Hosen, insbesondere von Jeans, die aus festem unelastischem Stoff herge-

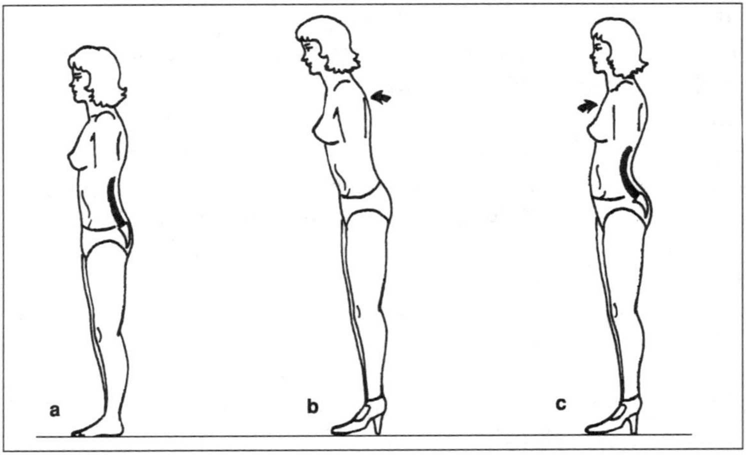

stellt sind, schädliche Konsequenzen haben kann: Rückenschmerzen durch die Einengung des Beckens beim Sitzen; daraus erwachsende Kopfschmerzen und Schwindelgefühl; geschwollene Beine aufgrund der gestörten Blutzirkulation; Beeinträchtigung der Geschlechtsorgane: bei Männern bis hin zur Sterilität, bei Frauen Entzündungen, schlimmstenfalls Beckenverformungen und daraus erwachsende Komplikationen während Schwangerschaft und Geburt.

Das Auto

Unser liebstes Kind – unser größter Feind, besonders der Wirbelsäule. Fast alles ist beim Autofahren für den Körper und den Geist belastend: Der Sitzwinkel, bedingt durch die gestreckten Beine, belastet das Becken und die Lendenwirbelsäule; die ständig nach vorn gestreckten Arme verursachen Beschwerden in der Brustwirbelsäule, und der steif gehaltene, nach vorn gerichtete Kopf wirkt sich negativ auf die Halswirbelsäule aus, ganz zu schweigen von der einseitigen Körperbelastung durch das ewige Schalten, besonders im Stadtverkehr.

Zählt man noch den psychischen Stress hinzu, bedingt durch das ständige Vibrieren des Körpers und das angespannte Achtgeben auf den Verkehr, den Lärm, die Signale – und dies bei wechselnden Wetterbedingungen –, muss man sich fragen, für wie viele Beschwerden, die man anderen Ursachen zuschreibt, eigentlich das Auto verantwortlich ist.

Trägt man dann in der Gesäßtasche der (meist zu engen) Hosen noch ein Portemonnaie, hat man die beste Gewähr dafür, am Ziel einigermaßen lädiert anzukommen.

Das harte Portemonnaie drückt nämlich genau auf das Ileosakralgelenk, wodurch Schmerzen im Becken und in den Beinen entstehen können.

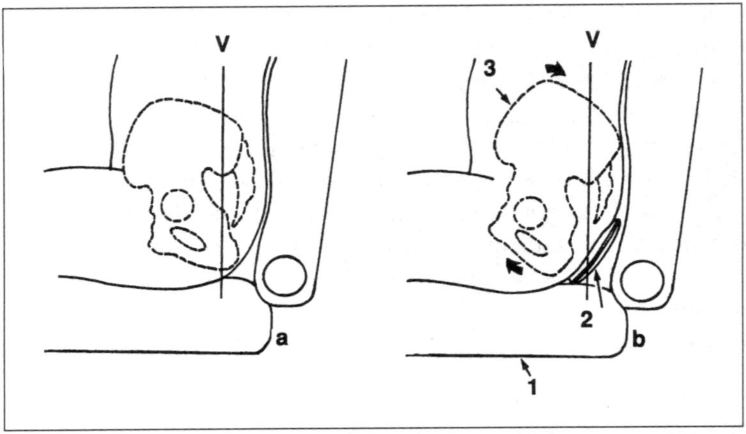

In der Abbildung a sehen Sie ein Becken in normaler Sitzhaltung, während Abbildung b zeigt, wie sich die Beckenlage verändert, wenn man ein Portemonnaie in der Gesäßtasche trägt. Im Sitzen werden die Hosen hinten nach unten gezogen. Die Geldbörse wandert mit und klemmt sich etwa in Höhe des Ileosakralgelenks zwischen dem Sitz und der Beckenhälfte ein. Diese wird in Pfeilrichtung forciert, was auf die Dauer zu unangenehmen Beschwerden führen kann.

Viele der geschilderten Verhaltensweisen und Störfaktoren verfolgen uns auf Schritt und Tritt oder, besser gesagt, von einem Stuhl zum nächsten. Wir sitzen nämlich viel zu viel und zu lang. Dafür ist der Körper eigentlich gar nicht konstruiert. Um gut funktionieren zu können, braucht unser Organismus die Pumpwirkung der Bewegung, aber nicht jeder Bewegung sondern möglichst der Ausgleichsbewegung. Das ist ganz schlicht gesagt das Gehen. Durch die Überkreuzbewegungen kommt die Muskulatur wieder ins Gleichgewicht, durch die Wadenpumpe wird der Kreislauf angeregt und das Herz entlastet, es kommen alle

Gelenke in Bewegung, was ihre Leistungsfähigkeit fördert, dem Organismus wird mehr Sauerstoff zugeführt und darüber freut sich jede Zelle, insbesondere die Zellen des Gehirns. Wir sagen Ihnen nichts Neues, Sie haben es ja schon hundertmal gehört. Ab heute gehen Sie fünfminütige Autostrecken nur noch zu Fuß, nicht wahr!? Es hindert Sie doch eigentlich nichts daran!

Alle diese Faktoren zusammengenommen reichen aus, um die weite Verbreitung von Rückenschmerzen verständlich zu machen, und doch gibt es unseres Erachtens einen Missetäter, der alle anderen in den Schatten stellt: die einseitige Körperbelastung.

Einseitige Körperbelastung

Die Tatsache, dass die meisten Menschen Rechtshänder sind, betrachten wir als ein ganz normales, natürliches Phänomen, und nur wenige würden vermuten, dass das unser körperliches Wohlbefinden beeinträchtigen könnte. Doch schauen wir uns diesen einfachen Umstand ein wenig genauer an. Denken Sie an die vielen Handgriffe, die Sie täglich mit einer Hand tun: schreiben, Licht einschalten, Türen öffnen, Hände schütteln, essen, trinken, nach etwas greifen, sich rasieren, sich kämmen, eine Telefonnummer wählen, die Schlüssel drehen, Werkzeuge gebrauchen, Tennisspielen – die Reihe ist endlos. Wir führen die meisten unserer täglichen Betätigungen mit derselben Hand, mit derselben einseitigen Körperbewegung und ziemlich gleich aus, und das unser ganzes Leben lang. Wenn Sie sich all diese Handlungen im Geist vorstellen, dann werden Sie auch begreifen, was mit Ihren Muskeln geschieht. Bedenken Sie, dass keine Körperbewegung, wie gering sie auch sein mag, ohne den Einsatz von Muskeln möglich ist. Und nun versuchen Sie sich vorzustellen, was geschähe, wenn Sie jeden Tag mit einem Fünf-Kilo-Gewicht Ihren rechten Bizeps trainierten. Nur die Muskeln des rechten Arms und der Schulter würden sich entwickeln, während die linke Körperseite praktisch unverändert bliebe. In etwas geringerem Maß passiert genau das, wenn wir unseren Körper den ganzen Tag nur einseitig beanspruchen: Die paarigen Muskeln, die rechts und links der Wirbelsäule liegen, entwickeln sich ungleichmäßig. Bei den meisten Rechtshändern kann man diese unterschiedliche Muskelentwicklung sogar sehen und ertasten. Das ist eine typische Folge der einseitigen Körperbeanspruchung, die in vielen Fällen für weit verbreitete Beschwerden verantwortlich ist, die irrtümlicherweise der Arthrose und dem so genannten »rheumatischen Formenkreis« zugeschrieben werden.

Linkshänder sind in einer wesentlich glücklicheren Lage als ihre rechtshändigen Artgenossen, denn obwohl sie spontan die linke Hand und Körperseite einsetzen, kommen sie nicht umhin, auch die rechte zu gebrauchen. Sie leben nämlich in einer Umwelt, die für Rechtshänder konzipiert ist – man denke an Türklinken, Schlüssellöcher, Hebel, Geländer, Maschinen usw. –, und gebrauchen ihren Körper dadurch wesentlich ausgewogener. Die schädigenden Einflüsse der einseitigen Körperbeanspruchung trifft man deshalb bei Linkshändern seltener an als bei Rechtshändern.

Wenn Sie Rechtshänder sind, sind bei Ihnen mit aller Wahrscheinlichkeit mindestens die Hälfte, vielleicht sogar mehr als 80% der abgebildeten Merkmale vorhanden. Sie sind nämlich typisch für Rechtshänder. Einige davon sind sichtbar, wie z.B. die rechte tiefer liegende Schulter, oder das rechte Bein, das kürzer erscheint, wenn man gerade ausgerichtet auf dem Bauch liegt. Andere sind druckempfindliche Punkte, verkrampfte Muskelpartien oder einfach öfters auftretende

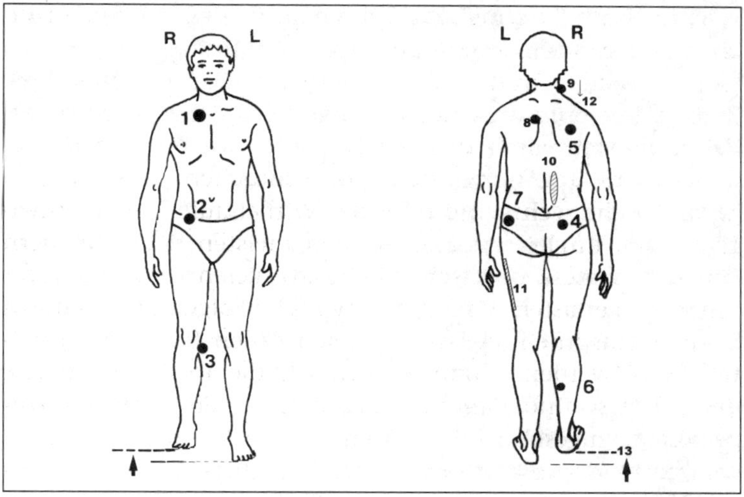

Schmerzen in den bezeichneten Zonen, wie z.B. Punkt Nr. 7, das »Pölsterchen« an der linken Hüfte, unter dem die Muskulatur druckempfindlicher ist als rechts, oder die linke seitliche Schenkelmuskulatur, die verkrampfter ist als die rechte.

Unsere logische Folgerung aus diesem hauptsächlich bei Rechtshändern anzutreffenden Bild ist, dass die einseitige Körperbelastung jener entscheidende Faktor ist, den die Mehrheit der Menschen gemeinsam hat und dementsprechend den hohen Prozentsatz an Rückenleiden erklärt. 80–90% der Menschen sind Rechtshänder, der Rest sind Linkshänder. Obwohl auch sie von Rückenbeschwerden heimgesucht werden, ist ihr Bild nicht im umgekehrten Sinn so typisch, wie hier dargestellt, weil ihre Bewegungsabläufe, wie bereits erwähnt, nicht ausschließlich linkshändig sind. Sie leben ja in einer für Rechtshänder konstruierten Welt. Natürlich hat jede Regel ihre Ausnahme, weshalb es auch Abweichungen von diesem Bild geben kann. Meist liegt dann aber, bei tieferem

Nachforschen, die logische Erklärung in der ganz persönlichen Situation des Einzelnen.

Zu den gravierendsten Auswirkungen der einseitigen Körperbelastung gehören die Verlagerungen im Becken.

Der namhafte Schweizer Rheumatologe, Dr. Hubert Baumgartner äußerte sich bereits 1984 über das Buch *Neue Hoffnung Zilgrei* u.a. folgendermaßen: »Die vorgeschlagenen Übungen sind durchs Band weg vernünftig und auf der Basis der Neurophysiologie und der Anatomie aufgebaut. Es gibt sogar einige Übungen zum Thema das ›scheinbar kürzere Bein‹, ein Phänomen, das vielen Ärzten noch unbekannt ist.«

Das war vor 20 Jahren; ob sich an diesem Tatbestand etwas geändert hat, ist fraglich, denn der Prozentsatz an Rückenleidenden ist immer noch viel zu hoch.

Wie bereits erwähnt, weisen die meisten Rechtshänder mit Rückenschmerzen ein so genanntes »rechtes scheinbar kürzeres Bein« auf. Es ist deshalb nur »scheinbar« kürzer, weil die unterschiedliche Beinlänge nicht auf verschieden langen Knochen der Beine beruht, sondern auf der Verlagerung des Beckens, genauer gesagt der Beckenhälften im Verhältnis zum Kreuzbein. Die Folge ist ein Schiefstand des Beckens mit entsprechend negativen Auswirkungen auf die Wirbelsäule und auf die Muskulatur. Unsere Erfahrung zeigt, dass ohne einen entsprechenden Beckenausgleich kaum eine nachhaltige Beseitigung, sowohl von Rückenschmerzen als auch von anderen Beschwerden im Bewegungsapparat, möglich ist. Einlagen oder Absatzerhöhungen zur Behebung eines »scheinbar« kürzeren Beins verschlimmern die Situation nur und führen häufig zu noch stärkeren Beschwerden der gesamten Wirbelsäule.

Die Erkenntnis, dass die einseitige Körperbelastung eine der Hauptursachen für Rückenbeschwerden ist, hat es uns ermöglicht, entsprechende Selbstbehandlungen zu entwickeln, die vor allem Normalisierung durch gezielten Ausgleich herbeiführen. Unsere Erfahrungen mit Zilgrei in den letzten zehn Jahren haben gezeigt, dass die regelmäßige Anwendung der Zilgrei-Selbstbehandlungen die schädliche Wirkung der einseitigen Körperbeanspruchung weitgehend eindämmen und sogar beheben kann.

Die Zilgrei-Methode

Sehr treffend ist Zilgrei im Nachschlagewerk »Pschyrembel Wörterbuch Naturheilkunde und alternative Heilverfahren« definiert:

*»**Zilgrei-Methode** f: von dem Chiropraktiker H. Greissing (geb. 1925) u. seiner Patientin Frau Zillo entwickeltes Verfahren, das eine kombinierte Atmungs- u. Haltungsbehandlung darstellt u. aus Elementen der klassischen manuellen Medizin*, der Atem- u. Bewegungstherapie sowie des Yoga* besteht. Zur Methode gehört z.B. das Prinzip der Gegenrichtung, d.h., durch Selbstuntersuchung wird festgestellt, in welcher Bewegungsrichtung der Schmerz od. die Beschwerden auftreten, um dann in der Gegenposition die entlastende Selbstbehandlung durchzuführen. Darüber hinaus wird ein energieaufbauendes (»dynamogenes«) Atmen erlernt, das als tiefe Zwerchfellatmung ein Element des Yoga darstellt. **Anw.:** bei Schmerzen, orthopädischen u. psychosomatischen Erkrankungen, Abhängigkeit, in der Geburtshilfe; **Kontraindikationen:** Bewegungsunfähigkeit u. Zustände, bei denen eine normale Bauchatmung gefährlich wäre. Wissenschaftlich und klinisch zunehmend anerkanntes Verfahren.«*

Das Kunstwort Zilgrei setzt sich aus den Anfangsbuchstaben unserer beiden Nachnamen zusammen:

Zillo und Greissing: Zil + Grei = Zilgrei.

Es ist eine vollkommen natürliche Selbstheilungsmethode, die sehr leicht zu erlernen und anzuwenden ist. Jeder Mensch jeden Alters kann sie praktisch uneingeschränkt anwenden zur Vorbeugung, Linderung und Beseitigung von Beschwerden, die allgemein der Arthrose, Arthritis, dem so genannten

»rheumatischen Formenkreis«, Stress und einer ganzen Reihe von anderen Ursachen zugeschrieben werden. Zilgrei ist ungefährlich, wirtschaftlich, einfach und äußerst wirksam.

In ihrer Gesamtheit umfasst die Zilgrei-Methode Selbstbehandlungen, die auf natürlichen Vorgängen, Techniken und Phänomenen aufgebaut sind. Sie wirken derart auf den Organismus, dass er sich im Falle von Fehlfunktionen normalisiert bzw. seine normale Tätigkeit gefördert wird. Jahrelange Beobachtung und klinische Untersuchungen deuten darauf hin, dass die natürlichen Ansätze der Zilgrei-Methode die Steuerungsmechanismen des Körpers positiv beeinflussen und anregen.

Jede Selbstbehandlung besteht aus zwei Grundelementen: 1. der dynamogenen Zilgrei-Atmung, koordiniert mit 2. gezielten Stellungen und Bewegungen des Körpers. Jedes dieser beiden Elemente ist von grundlegender Wichtigkeit, jedoch nur ihre Kombination in der von uns erkannten Weise erzielt die Wirkung, die von vielen als erstaunlich, von manchen sogar als sensationell bezeichnet wird.

Zilgrei hat ein erstaunlich breites Wirksamkeitsspektrum bewiesen, z.B. auch bei als Arthrose bezeichnete Beschwerden der Wirbelsäule, der Kiefer- und Hüftgelenke, Trigeminusneuralgie, Schulter-/Nackensyndrom, Ellenbogenentzündung, Nervenschmerzen, Periarthritis, Sehnenscheiden- und Schleimbeutelentzündung, Muskelschmerzen, Hexenschuss, Ischias, Kopfschmerzen sowie bei nervöser Spannung, Verstopfung und bei Menstruationsbeschwerden. Die Benennung einer Erkrankung, d.h. die Diagnose, ist bei Zilgrei relativ unbedeutend. Viel mehr ist ausschlaggebend, ob und wie der Körper auf Zilgrei anspricht.

Das heißt aber noch lange nicht, dass Zilgrei ein Allheilmittel ist, und schon gar nicht, dass es Wunder wirken kann! Nur das, was die Selbstheilungskräfte des Körpers vollbringen können, ist mit Zilgrei möglich: manchmal nur die Linderung von Schmerzen, meist aber die gänzliche Beseitigung von deren Ursachen; häufig die Wiederherstellung der normalen Beweglichkeit der Gelenke. Kurz, Zilgrei schafft Ausgleich und bewirkt Normalisierung des Organismus, aber nur so weit, wie es die körpereigenen Selbstheilungskräfte möglich machen. Zilgrei regt diese Kräfte an und bringt sie zu ihrer optimalen Entfaltung.

Was ist an Zilgrei so anders?

Immer wieder wird uns diese Frage gestellt, und wir wollen Ihnen erklären, was an Zilgrei anders, ja eigentlich einmalig ist. Wie bereits erwähnt, sind die Grundelemente der Zilgrei-Methode Atmung einerseits und Körperstellung bzw. Bewegung andererseits. Diese hat uns die Natur zur Verfügung gestellt und seit Jahrtausenden bedient sich die Menschheit ihrer in der einen oder anderen Form. Originell bei Zilgrei ist ihre Koordinierung, ihre wirksame Verbindung mit anderen natürlichen, teilweise aus der Chiropraxis stammenden Grundkonzepten. Das Resultat dieser Verschmelzung sind nicht gymnastische Übungen, sondern eine klinisch nachgewiesene *Selbstbehandlungsmethode.*

Im Gegensatz zu scheinbar ähnlichen, aus dem Orient überlieferten Praktiken, erfordert Zilgrei nicht die Anlehnung an eine gewisse Philosophie oder Lebenseinstellung. Unserer Erfahrung nach stellt sich durch das Ausüben von Zilgrei automatisch ein erweitertes Bewusstsein der eigenen psychischen und physischen Fähigkeiten ein. Jedoch ist das ein erfreuliches Nebenprodukt der Methode und nur insoweit ihr Ziel, als es dem Prinzip der Gesamtheit des Menschen Rechnung trägt.

Hauptziel der Methode ist es, durch Entspannung und Ausgleich Normalisierung herbeizuführen, und nicht, wie zum

Beispiel bei Gymnastik, Muskeln durch Kraftaufwendung zu stärken und zu entwickeln. Entsprechend ist Zilgrei weder ermüdend, noch kommt man dadurch ins Schwitzen; es erfordert keine besonderen Geräte und keine bestimmte Kleidung. Wenn Sie die Methode erst einmal gelernt haben, können Sie sie überall anwenden, egal ob zu Hause oder am Arbeitsplatz, in den Ferien, im Auto oder Flugzeug – sie ist immer auf Abruf bereit. Alles, was Sie dazu brauchen, sind ein paar Minuten, ein wenig Willenskraft und genügend Eigenliebe, um sich selbst etwas Gutes zu tun.

Zilgrei geht voll und ganz auf das Individuum ein, auf seine körperlichen Fähigkeiten und Grenzen, auf sein Alter und seinen Zustand, denn jeder einzelnen Selbstbehandlung geht ein kurzer, aber wichtiger Test voraus. Dieser gibt Aufschluss darüber, ob eine Zilgrei-Selbstbehandlung angezeigt, und wenn ja, wie sie anzuwenden ist. Im Übrigen überschreiten die erforderlichen Stellungen und Bewegungen nie das, was anatomisch und physiologisch natürlich und normal ist. Gerade daraus ergibt sich die Einfachheit und Sanftheit der Methode.

Aber sie ist nicht nur sanft, sondern vor allem schmerzlos, weil sie nach dem Prinzip der Gegenposition bzw. Gegenbewegung arbeitet. Einfach gesagt heißt das, dass wir beispielsweise nicht versuchen, eine Blockierung zu überwinden, sondern sie aufzulösen, dass wir nicht in die schmerzauslösende Bewegungsrichtung arbeiten, sondern genau in die entgegengesetzte.

Im Gegensatz zu vielen anderen Therapien, die oft lange Zeit angewendet werden müssen, bevor Erfolge sichtbar werden, stellt sich eine Wirkung bei Zilgrei fast unmittelbar ein, sei es in Form einer Schmerzlinderung oder der gesteigerten Bewegungsfähigkeit. Paradoxerweise macht dieses verblüffende Phänomen Leute oft skeptisch gegenüber der Zilgrei-

Methode, anstatt sie von deren Wirksamkeit zu überzeugen. Sie weigern sich schlichtweg zu glauben, dass eine so einfache Methode in so kurzer Zeit so viel bewirken kann.

Einer der größten Pluspunke für Zilgrei ist sicherlich die Tatsache, dass die Selbstbehandlungen ungefährlich und ohne schädliche Nebenwirkungen sind. Sogar bei falscher Ausführung besteht kein Anlass zu Befürchtungen; schlimmstenfalls bleibt die positive Wirkung aus. Zilgrei ist daher geradezu prädestiniert für Leute, die allergisch auf Medikamente reagieren oder auf lebensrettende Medikamente angewiesen sind (z.B. Insulin oder blutdrucksenkende Mittel) und deshalb nicht noch weitere Pharmazeutika gegen ihren Ischias oder Ähnliches einnehmen möchten.

Aus den eben erwähnten Gründen ist Zilgrei auch ideal für werdende Mütter, die ja während der Schwangerschaft sehr häufig unter Rückenschmerzen leiden, aber Schmerzmittel vermeiden möchten. Aber nicht nur während der Schwangerschaft, sondern auch während der Geburt hat sich Zilgrei hervorragend bewährt. Frauen, die mit Zilgrei gebären, berichten einhellig über kurze, schmerzarme Geburten und ein allgemein befriedigenderes Geburtserlebnis.

Nicht zuletzt ist Zilgrei Kosten sparend, denn wenn Sie es einmal gelernt haben, steht es Ihnen, wie bereits erwähnt, jederzeit und überall zur Verfügung. Keine teuren Behandlungen, keine Analysen, keine Medikamente, kein stundenlanges Warten in der Praxis.

Reaktionen

Die wohltuende Wirkung der Zilgrei-Methode erstreckt sich nicht nur auf den unmittelbar behandelten Körperteil, sondern auf den gesamten Organismus. Häufig funktionieren einige Organe wieder besser, der Körper wird insgesamt wieder leistungsfähiger und ausgeglichener. Allerdings geschieht dies stufenweise, und es ist absolut normal, dass anfänglich einige so genannte Übergangsreaktionen auftreten.

Menschen, die nicht an die Bauchatmung mit den Atmungspausen gewöhnt sind, klagen manchmal über leichte Schmerzen im Brustraum. Andere berichten über allgemeine Empfindlichkeit verschiedener Muskelpartien. Das ist nichts anderes als ein leichter Muskelkater, weil Sie Muskeln auf möglicherweise für Sie ungewohnte Weise einsetzen. Nach ein paar Tagen spüren Sie nichts mehr. Andere Begleiterscheinungen können Blähungen, zunehmendes, eventuell stark riechendes Schwitzen, vermehrter Harn- und Stuhldrang, leichtes Schwindelgefühl und in manchen Fällen Anregung der Libido sein. Wenn bei Ihnen eines oder mehrere dieser Symptome auftreten, freuen Sie sich, Zilgrei wirkt, Ihr Organismus ist auf dem besten Weg, sich zu normalisieren.

Andere Reaktionen können hingegen auftreten, wenn Sie die Selbstbehandlung falsch ausführen, zum Beispiel wenn Sie die Zilgrei-Atmung falsch mit den Bewegungen koordinieren oder überhaupt falsch atmen. Dann kann es vorkommen, dass Sie leicht schwindlig werden oder Ihr Herz rascher schlägt. Wenn Sie Zilgrei mit vollem Magen angewendet haben, was Sie auf jeden Fall vermeiden sollten, kann sich leicht ein Druck in der Magengegend oder Übelkeit einstellen. Halten Sie sich also genau an die Vorschriften, dann kann nichts passieren.

Wenn Sie feststellen, dass eine oder mehrere Reaktionen über einen längeren Zeitraum (drei bis vier Tage), nachdem Sie mit der Zilgrei-Behandlung begonnen haben, anhalten, suchen Sie eine in Zilgrei ausgebildete Person auf. Sie wird Ihre Ausführungsweise der Selbstbehandlungen überprüfen, um festzustellen, ob sich dabei Fehler eingeschlichen haben. Wenn Sie dennoch Zweifel haben, gehen Sie zu Ihrem Arzt.

Sollten Sie starke Schmerzen bei der Anwendung einer Selbstbehandlung verspüren, brechen Sie sie ab. Sie ist nicht für Ihren speziellen Fall geeignet; wählen Sie eine andere aus dem Buch, die Ihnen keine Beschwerden bereitet. Vor allem merken Sie sich: Eine Zilgrei-Selbstbehandlung darf keine Schmerzen verursachen.

Wenn Sie keine der hier aufgeführten Reaktionen verspüren, heißt das keinesfalls, dass die Therapie bei Ihnen nicht anspricht. Höchstwahrscheinlich fehlt Ihrem Körper außer der Beschwerde, für die Sie Zilgrei anwenden möchten, nichts. Es kann auch sein, dass die Reaktionen dermaßen leicht sind, dass Sie sie nicht bemerken.

Kontraindikationen

Zilgrei ist nur in sehr wenigen Fällen kontraindiziert, vor allem weil die Selbstbehandlungen durchweg auf ganz natürlichen, anatomisch und physiologisch normalen Prinzipien aufgebaut sind. Als Faustregel gilt, dass Zilgrei nicht von Personen angewendet werden soll, die dermaßen gebrechlich sind, dass eine normale Körperbewegung gefährlich wäre. Wenn Sie diesbezügliche Zweifel haben, konsultieren Sie am besten Ihren Arzt und zeigen Sie ihm dieses Buch.

Die Zilgrei-Grundkonzepte

Vielleicht würden Sie jetzt am liebsten gleich zu dem Teil des Buches übergehen, der die Selbstbehandlungen enthält. Aber Sie tun sich damit keinen Gefallen und der Methode unrecht, denn nur das Verständnis der Grundlagen der Methode gibt Ihnen die Sicherheit für die *korrekte* Ausführung der Selbstbehandlungen. Haben Sie also noch etwas Geduld und lesen Sie die nächsten Seiten aufmerksam durch. Am besten, Sie verinnerlichen die Konzepte, indem Sie die beschriebenen Erklärungen praktisch nachvollziehen.

Obwohl die Zilgrei-Methode sehr umfassend ist, beruht sie auf einfachen Grundlagen, bestehend aus sechs Eckpfeilern. Es sind dies natürliche Abläufe, die vereinzelt und ähnlich auch in anderen Therapien anzutreffen sind, aber erst in der für Zilgrei typischen Verknüpfung zur nachhaltigen Wirkung führen:

1. ***Die Selbstuntersuchung*** (auch **Zilgrei-Test** genannt) gibt Aufschluss über die subjektive (was Sie spüren) und objektive (Ihr Bewegungsausmaß) Befindlichkeit, auf Grund welcher die davon abgeleiteten Selbstbehandlungen individuell gestaltet werden.
2. ***Gezielte Stellung bzw. Bewegung auf den drei Basisbewegungsebenen*** macht die Selbstbehandlungen präzise, einfach und immer wiederholbar.
3. ***Die dynamogene (Kraft erzeugende) Atmung*** fördert den energetischen, biochemischen, strukturellen und psychischen Ausgleich.

4. ***Das Prinzip der Gegenrichtung*** führt zu Entlastung, Entspannung, Regenerationsfähigkeit und macht die Anwendungen schmerzlos, weil nur in der schmerzfreien Richtung gearbeitet wird.
5. ***Die Kombination von individueller Entlastungshaltung bzw. -bewegung und dynamogener Atmung*** setzt die heilenden, normalisierenden Prozesse in Gang.
6. ***Das Ganzkörperprinzip*** geht Ursachen an und behandelt nicht Symptome.

Damit diese Ansätze in die Praxis umgesetzt werden können, beginnen wir mit der korrekten Ausgangsstellung, mit bewusster Bewegung und schulen durch Selbstwahrnehmung das Körperbewusstsein und das Empfindungsvermögen.

Die korrekte Ausgangsstellung

Der Bewegungsapparat funktioniert nach dem Hebelprinzip: um gezielte Arbeit leisten zu können, steht ein Teil fest, während der andere sich bewegt. Zum Beispiel, ist der Oberkörper fixiert, kann sich der Arm nach Wunsch bewegen, oder sind die Beine und das Becken fixiert, kann sich der Rumpf bewegen, usw. Die Funktionalität und präzise Leistungsfähigkeit des Hebels hängt also von der Ausgangsposition des Fixpunktes ab. Wenn Sie als Ausgangsposition wie ein Kartoffelsack sitzen (die »natürliche« Sitzstellung der Jugend, die sich dann wundert, wenn sie schon mit zwanzig Jahren Rückenschmerzen hat!), ist es schwer möglich, eine gezielte Bewegung mit dem Kopf oder mit dem Rumpf zustande zu bringen. Aber gezielte Bewegungen, wie Sie im nächsten Kapitel erfahren werden, sind das, was wir bei Zilgrei brauchen. Wenn Sie sich auch im Alltag eine korrekte Sitz- und Stehstellung angewöhnen, wirken die Zilgrei-

Selbstbehandlungen schneller und Sie brauchen Sie weniger lang anwenden, um wieder schmerzfrei zu werden.

In den Anweisungen zu den Selbstbehandlungen lesen Sie immer: *sitzen Sie aufrecht und entspannt,* was heißt das? Am besten, sie erleben das gleich anhand der folgenden Anleitung (sehen Sie hierzu auch das Kapitel über korrekte Sitzmöbel Seite 191f.):

1. Wählen Sie einen Hocker mit flacher Sitzfläche (ohne Rückenlehne), der gerade so hoch ist, dass Ihre Oberschenkel parallel zum Boden sind.
2. Sitzen Sie auf den Sitzbeinhöckern, den Knochen im Becken, die so heißen, weil Sie darauf sitzen sollen. Je spitzer Sie sie spüren, desto gerader sitzen Sie.
3. Richten Sie Beine und Körper so aus, dass drei rechte Winkel entstehen: Füße zu Unterschenkeln, Unterschenkel zu Oberschenkeln, Oberschenkel zum Rumpf.
4. Nehmen Sie jegliche Spannung aus den Schultern, d.h. die Schultern sind locker und tief, nicht nach oben oder nach vorn gezogen.
5. Nehmen Sie das Kinn leicht nach innen, dabei wird der Nacken lang.
6. Die Hände liegen mit den Handflächen auf den Oberschenkeln auf, nahe der Leistengegend, die Ellenbogen sind in Körpernähe.
7. Lassen Sie die Knie nicht nach innen oder außen fallen, sondern richten Sie möglichst die Mitte des Knies über der mittleren Zehe aus.
8. Entspannen Sie Gesäß-, Oberschenkel- und Lendenmuskeln.

Spüren Sie sich in dieser Stellung. Sie sind entspannt, aber wach, stark und leistungsfähig. So sitzen Könige und Götter! Machen Sie diese Sitzstellung zu Ihrer zukünftigen Sitzgewohnheit. Wenn Sie dabei eine Phase durchgehen, in der Sie das Gefühl haben, der Rücken breche Ihnen beim Geradesitzen ab, dann deshalb, weil Ihre Muskulatur nicht mehr daran gewöhnt ist, Sie aufrecht zu halten. Erziehung ist manchmal schmerzhaft und Sie erziehen Ihre Muskulatur um. Halten Sie durch, die Belohnung der Schmerzfreiheit und der zurückgewonnenen Leistungsfähigkeit ist wunderbar! Die Tipps im letzten Kapitel, wie Sie schmerzfreier und trotzdem aufrecht sitzen können, helfen Ihnen über diese Anfangsphase hinweg.

Und so ist Ihre Ausgangsstellung im Stehen:

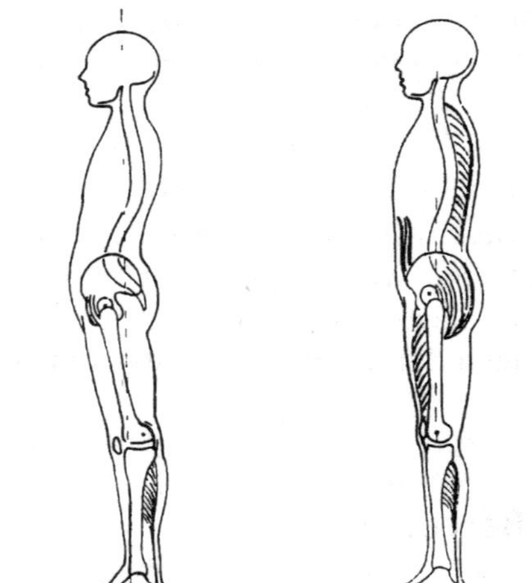

In der »passiven« Haltung sinkt der Körper in die Bänder. Die Wadenmuskeln sind in Aktion.

In der »aktiven« Haltung werden die Rücken-, Gesäß-, Bauch-, Oberschenkel- und Wadenmuskeln spürbar in Bewegung gesetzt. Die gesamte Wirbelsäule richtet sich auf.

1. Stehen Sie hüftgelenkbreit, mit dem Gewicht gleichmäßig auf die Fußsohlen verteilt.
2. Lockern Sie die Knie, indem Sie kurze und schnelle Bewegungen damit machen – ohne die Füße zu heben – und dann plötzlich anhalten.
3. Nehmen Sie jegliche Spannung aus den Schultern, d.h. die Schultern sind locker und tief, nicht nach oben oder nach vorn gezogen.
4. Nehmen Sie das Kinn leicht nach innen, dabei wird der Nacken lang.
5. Ohne die Füße zu bewegen, machen Sie eine winzige Drehbewegung mit den Knien nach außen, dadurch hebt sich das Fußgewölbe und der Beckenboden gewinnt an Tonus.
6. Entspannen Sie Gesäß-, Oberschenkel- und Lendenmuskeln.

Alles ist Übungssache, auch das korrekte Sitzen und Stehen. Anfänglich müssen Sie es bewusst tun, danach wird es zur Gewohnheit und Sie werden sich nur dann wohl fühlen, wenn Sie richtig sitzen und stehen. Jedenfalls sind das die Ausgangsstellungen für die Zilgrei-Tests und Selbstbehandlungen.

Die gezielte Bewegung

Zilgrei ist einfach, präzise und immer wiederholbar, weil nicht komplizierte Stellungen oder Bewegungen zum Einsatz kommen, sondern ganz normale Körperbewegungen und -stellungen, die wir auch im Alltag ausführen. Und zwar werden die eingesetzten Bewegungen nur in drei Richtungen, auf den so genannten *Basisbewegungsebenen* ausgeführt:

Die erste Bewegung ist in der Nickrichtung wie beim Bejahen. Die Bewegung geht vorwärts und rückwärts und wird als das *Beugen* und *Strecken* oder *Kippen* auf der *Sagittalebene* bezeichnet.

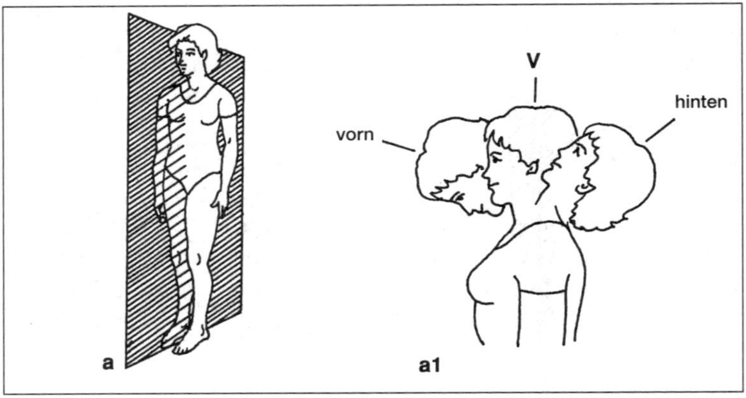

Die zweite Bewegung ist in der Kopfschüttelrichtung wie beim Verneinen. Die Bewegung geht nach rechts und links und wird als *Drehen* oder *Rotation* auf der *Horizontalebene* bezeichnet.

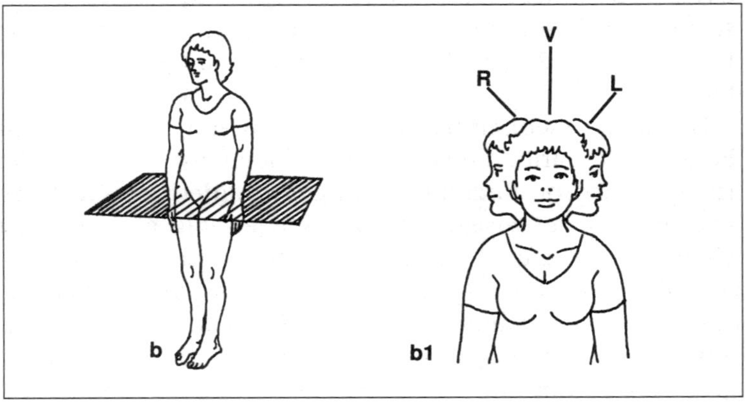

Die dritte Bewegung ist in der Ich-bin-nicht-sicher-Richtung, als würden wir Zweifel ausdrücken. Die Bewegung ist ein *seitliches Neigen* nach rechts und links, als wollten wir mit dem Ohr die Schulter berühren, und wird als *Inklination* auf der *Frontalebene* bezeichnet.

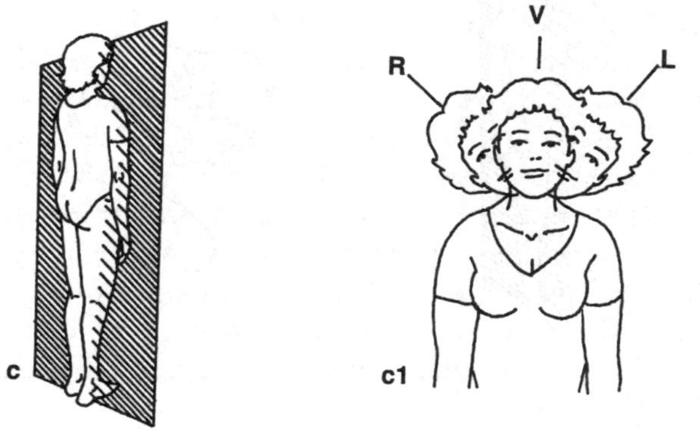

Sie sehen hier als Beispiel die Bewegungen mit dem Kopf, aber das Prinzip findet auf alle Körperteile Anwendung: auf die gesamte Wirbelsäule, auf das Becken, auf die Arme, Beine, Füße, Hände, Finger, Zehen, Ellenbogen, Knie, Hüftgelenke, Schultern.

Das ist alles sehr einfach und einleuchtend, aber die Kunst besteht nun darin, die Bewegungen möglichst *sauber* auf der jeweiligen Ebene auszuführen. Zilgrei erfordert keine großen, sondern *präzise* Bewegungen auf der jeweiligen Ebene. Oft bleibt der Erfolg aus, weil dieser Aspekt nicht beachtet wird. Am häufigsten kommt es zum Abweichen von der entsprechenden Ebene, wenn man eigentlich schon an die Bewegungsgrenze des entsprechenden Körperteils auf dieser Ebene gestoßen ist, aber noch mehr Bewegungsspanne »herausholen« möchte. Meist merken wir das gar nicht. Sie müssen nun aber lernen, sich *bewusst* präzise zu bewegen und dabei möglichst nicht von der jeweiligen Bewegungsebene abzuweichen. Wenn eine Bewegung blockiert und nur gering ist, dann akzeptieren Sie das und weichen Sie nicht aus. Üben Sie das am besten so lange, bis Sie die drei Bewegungen flüssig und locker ausführen können, ohne sich dabei vor lauter Konzentration oder Eifer zu verkrampfen.

Die beiden wichtigsten Gründe für diese Regel sind zum einen, dass nicht jene Muskeln beansprucht oder angespannt werden sollen, die man eigentlich *ent*spannen will und dass man andere Muskeln, die bei einer bestimmten Selbstbehandlung nicht zum Einsatz gelangen sollen, aus dem Spiel lässt. Außerdem bewegen wir uns ja nicht nur dank der Muskeln, sondern auch der Gelenke. Bei einfachen, sauberen Bewegungen werden die Gelenke weniger gefordert und können sich besser regenerieren.

Selbstwahrnehmung

Während es im vorherigen Abschnitt um die genaue Bewegung ging, geht es bei diesem Thema darum, was Sie bei der jeweiligen Bewegung *spüren*. Und zwar, welche *Unterschiede* Sie wahrnehmen können, wenn Sie sich auf einer der drei Bewegungsebenen zuerst in die eine und dann in die Gegenrichtung bewegen. Bei der Selbstuntersuchung ist diese Information ausschlaggebend und ohne sie können wir keine individuellen Selbstbehandlungen ermitteln. Es geht bei einer Bewegung nicht immer um die Wahrnehmung von Schmerz, das ist einfach und unmissverständlich, sondern um subtilere Unterschiede wie z.B. Ziehen, Knirschen, Unbehagen, fühle-mich-nicht-wohl-in-dieser-Richtung, Bewegungseinschränkung, Blockierung, zögerliche, »harzige«, stockende Bewegung. Wir nennen diese Anzeichen *Symptome*.

Die vorher beschriebenen Bewegungen auf den drei Basisbewegungsebenen sind immer in zwei Bewegungsabschnitte unterteilt, ausgehend von der Mittelstellung, die wir als *neutrale Stellung* bezeichnen: nach vorn und nach hinten, nach rechts und nach links. Die Bewegung von dem einen Ende zum anderen bezeichnen wir als *gesamte Bewegungsspanne*.

Üben Sie Ihre Fähigkeit zur Selbstwahrnehmung, indem Sie Bewegungen mit verschiedenen Körperteilen auf den drei Basisbewegungsebenen *sauber* ausführen und dabei *Unterschiede* in der Empfindung und im Bewegungsausmaß bei der jeweiligen Bewegung in die eine Richtung und in die entsprechende Gegenrichtung feststellen. Wenn Sie z.B. Kreuzschmerzen haben, finden Sie heraus bei welcher Bewegung in welche Richtung die Schmerzen schlimmer werden. Nehmen Sie wahr! Also nicht denken, sondern *spüren!* Feine Unterschiede wahrnehmen, auf die Körpersignale hören, nicht den Verstand die Wahrnehmung überlagern lassen! Muskuläre Dysbalancen, d.h. unterschiedliche Spannung in den paarig angelegten Muskeln, haben wir praktisch alle, deshalb ist es kaum möglich, dass keine Unterschiede vorhanden sind. Sie müssen einfach lernen, sie wahrzunehmen, sie zu spüren und sie nicht zu verwerfen, weil es nur kleine, scheinbar unerhebliche Unterschiede sind, oder weil es nicht schmerzt.

Machen Sie die Augen zu, bewegen Sie sich langsam und spüren Sie in sich hinein. Was sagt Ihnen Ihr Körper bei der jeweiligen Bewegung oder Stellung?

Wenn Sie sich damit vertraut gemacht haben, dann können wir nun den nächsten Schritt tun.

Der Zilgrei-Test

Der *Zilgrei-Test* ist die *Selbstuntersuchung,* die Aufschluss über den Ist-Zustand der Person gibt. Er muss sowohl *vor* jeder Zilgrei-Selbstbehandlung ausgeführt werden als auch *danach.* Vorher um den Zustand zu ermitteln, nachher als *Kontrolltest,* um die Wirkung festzustellen und um dem Gehirn Normalisierungsimpulse zu signalisieren. Der Zilgrei-Test ist im Prinzip nichts anderes als das Testen der Bewegungsspanne von Gelenken oder Körperteilen auf den drei Bewegungsebenen und besteht in der Summe dessen, was wir in den drei vorangegangenen Kapiteln beschrieben haben:

Der zu behandelnde Körperteil wird, ausgehend von der neutralen Stellung, zuerst in die eine Richtung auf der jeweiligen Bewegungsebene bewegt und dann in die entsprechende Gegenrichtung. Dabei wird die »symptomauslösende Bewegungsrichtung« bestimmt.

Beispiel: Beginnen Sie in der korrekten Ausgangsstellung im Sitzen. Ausgehend von der neutralen (Mittel-) Stellung *drehen* Sie den Kopf bis an die mögliche Grenze, ohne zu forcieren, zur einen Schulter hin. Halten Sie einen Moment inne, spüren Sie sich in dieser Stellung. Wenn Sie registriert haben, was Ihnen Ihr Körper in dieser Stellung signalisiert, kehren Sie langsam in die neutrale Stellung zurück. Zählen Sie im Kopf bis drei und drehen Sie nun den Kopf in die andere Richtung. Halten Sie die Stellung wiederum so lange, bis Sie eventuelle Symptome wahrnehmen und kehren Sie dann wieder in die neutrale Stellung zurück.

Beantworten Sie nun die Frage: *welche Bewegung in welche Richtung* war mir unangenehmer, hat Symptome ausgelöst oder bestehende Symptome verstärkt, war blockiert oder einfach, habe ich weniger gern ausgeführt? Die Antwort darauf ist die Bestimmung Ihrer *symptomauslösenden Bewegungsrichtung*.

Achtung! Die Frage darf nicht lauten: *wo* tat es weh? Sie muss lauten: *welche Bewegung* bzw. *welche Stellung auf welcher Seite* hat Symptome hervorgerufen.

Manchmal treten in beiden Richtungen unterschiedliche Symptome auf: vielleicht ist die Bewegung in die eine Richtung schmerzhaft, während sie in die andere Richtung blockiert ist. Welche Richtung sollen Sie nun als die symptomauslösende Bewegungsrichtung bestimmen? Ganz einfach, die schmerzende, denn Schmerz hat den Vorrang vor den anderen Symptome.

Wir können nicht oft genug betonen, dass es bei diesem Test unerheblich ist, *wo* Schmerzen oder andere Symptome auftreten, sondern bei *welcher Bewegung in welcher Richtung* diese spürbar sind oder sich verschlimmern. Zum Beispiel kann Ihnen beim Zurücklehnen die Leistengegend wehtun. Dann ist ausschlaggebend, dass es die Streckbewegung nach hinten ist, die dieses Symptom hervorruft, und nicht dass das Symptom vorn, in der Leistengegend auftritt. Dieser Grundsatz ist von größter Bedeutung. Die Erklärung dafür erhalten Sie nun gleich anhand des nächsten Abschnitts.

Das Prinzip der Gegenrichtung

Zilgrei-Selbstbehandlungen werden immer in der *symptomfreien oder symptomärmeren Richtung* eingesetzt, d.h. *entgegengesetzt zur symptomauslösenden Richtung*. Das Arbeiten in der entlastenden Bewegungsrichtung oder Stellung gibt dem Körper die Möglichkeit der Regenerierung. Er kann sich entspannen und seine Selbstheilungskräfte mobil machen. Arbeitet man hingegen in die symptomauslösende Richtung, ist der Körper mit Abwehrmechanismen, meist in Form von Verkrampfung, beschäftigt und kann sich kaum auf Heilung und Normalisierung einstellen. Das ist einer der Kernpunkte der Zilgrei-Methode, der das ganze System entscheidend prägt. In unserem Buch *Neue Hoffnung Zilgrei* finden Sie weitere nützliche Ausführungen zu diesem wichtigen Thema.

Der Grund, warum wir beim Zilgrei-Test nicht gleich von vornherein nach der angenehmeren Stellung forschen, liegt darin, dass es »angenehme« Stellungen in vielen Abschnitten der Bewegungsspanne, auch im symptomauslösenden Bewegungsabschnitt, geben kann. Wir brauchen aber die klare Aussage, auf die wir, anhand des Prinzips der Gegenrichtung, mit einer klaren, immer wiederholbaren Selbstbehandlung antworten können. Darauf beruht in entscheidendem Maß die Wirksamkeit der Zilgrei-Methode.

Sicher verstehen Sie nun die große Bedeutung des Zilgrei-Tests und der Bestimmung der symptomauslösenden Bewegungsrichtung. Ohne sie wissen wir nicht, in welcher Richtung eine Selbstbehandlung ausgeführt werden muss.

Gehen wir also zu unserem nächsten Grundpfeiler der Zilgrei-Methode über, der uns der Umsetzung in die Praxis immer näher bringt.

Die Atmung

Das Thema »Atmung« haben wir etwas ausführlicher in unserem Buch *Neue Hoffnung Zilgrei* behandelt. Hier wollen wir nur einige der wichtigsten Aspekte der Atmung erörtern, damit Sie verstehen, warum die Atmung als integrierter Bestandteil der Zilgrei-Selbstbehandlung so bedeutend ist.

Natürlich ist Atmung nicht nur bei der Ausübung der Zilgrei-Methode wichtig, sondern sie ist der lebenswichtigste Vorgang überhaupt. Überlegen Sie einmal, wie lange Sie durchhalten können, ohne zu essen, ohne zu trinken, und dann, ohne zu atmen. Letzteres doch nur minutenlang, während wir wochenlang ohne Nahrung auskommen und tagelang ohne zu trinken. Wir leben in der ständigen Begleitung des Atems, tun aber eigentlich recht wenig oder meist gar nichts, um daraus die größtmöglichen Vorteile für unsere Gesundheit zu ziehen.

Viele Faktoren, darunter Stress, Nervosität, unnatürliche und schlechte Körperhaltung am Arbeitsplatz und zu Hause, zu wenig Bewegung, tragen dazu bei, unsere Atmung zu beeinträchtigen. Bei schlechter Atmung leidet unser gesamter Organismus. Denken Sie daran, jedes Organ steht mit jedem anderen direkt oder indirekt in Verbindung, denn wir sind eine Einheit. Wenn also ein Teil schlecht funktioniert, macht sich das im ganzen Körper bemerkbar.

Als Erstes müssten wir also, um gesund zu werden und zu bleiben, richtig atmen lernen. Auch dazu soll Ihnen dieses Buch verhelfen, denn ohne richtiges Atmen ist Zilgrei nicht denkbar.

Man kann auf unterschiedliche Weise atmen, je nachdem, in welchem körperlichen und geistigen Zustand man sich befindet, oder welche Tätigkeit man gerade ausübt. Die Atmung ist natürlich bei einem Dauerlauf ganz anders, als wenn man am Schreibtisch sitzt. Man kann oberflächlich atmen, wie zum Beispiel beim Hecheln, oder tief; man kann langsam und fließend atmen oder ruckartig; man kann mit der Brust oder dem Bauch, richtig oder falsch atmen.

Durch die Atmung verschafft sich der Organismus einerseits den lebenswichtigen Sauerstoff und scheidet andererseits Abfallstoffe wie das Kohlendioxid aus. Dieser ständige Gasaustausch findet in den Lungen statt, während sich der Körper des Blutes als Transportmittel bedient, das die Zellen mit frischem Sauerstoff versorgt und die Abfallstoffe abtransportiert.

Die ständige Luftbewegung bei der Ein- und Ausatmung entsteht durch den Wechsel von Innen- und Außendruck, von Erweiterung und Verengung des Brustkorbs, wobei die Weite des Brustraums durch die Stellung der Rippen und durch die Höhe des Zwerchfells bestimmt wird.

Während der Einatmung nimmt das Volumen im Brustkorb zu, so dass sich die Lungen dehnen, um möglichst viel Luft aufnehmen zu können. Umgekehrt verengt sich der Brustraum während der Ausatmung, die Lungenflügel werden zusammengedrückt und gezwungen, die verbrauchte Luft wieder abzugeben.

Die Atembewegungen des Brustkorbs erfolgen durch das Zusammenspiel verschiedener Muskeln, insbesondere der Zwischenrippenmuskeln und des Zwerchfells. Beim Einatmen werden die Rippen angehoben, gleichzeitig senkt sich die Zwerchfellkuppe durch Kontraktion des Zwerchfellmuskels. Ganz besondere Bedeutung kommt dem Zwerchfell zu, denn je weiter es in der Lage ist, nach unten zu sinken, desto mehr weiten sich die Lungen.

Während des Ausatmens geschieht genau das Umgekehrte: Die Zwischenrippenmuskeln entspannen sich, die Rippen senken sich, das Zwerchfell erschlafft, so dass die Zwerchfellkuppe wieder nach oben steigt, und dank ihrer Elastizität nehmen die Brustkorbwände wieder ihre Ausgangsstellung ein.

Eine gute Atmung, das heißt eine Atmung, die für den optimalen Gasaustausch sorgt, erreicht man nur dann, wenn die Weite des Brustraums ausreichend ist und wenn durch ein Minimum an Energieaufwand ein Maximum an Wirkung erzielt wird. Das erreichen wir, indem wir die atmungsbedingten Bewegungsabläufe optimal koordinieren, wie das bei der *Bauchatmung* der Fall ist.

Das Atmungsbewusstsein der meisten Menschen konzentriert sich aber generell auf den Brustraum und nicht auf den Bauch. Wird man aufgefordert, tief Luft zu holen, blähen die meisten Menschen den Brustkorb auf, heben ihn, während sie die Luft einatmen, an, indem sie die Schultern hochziehen und den Oberkörper aufrichten und ziehen dabei den Bauch ein. Beim darauf folgenden Ausatmen lassen sie dann den Bauch erschlaffen, den Brustkorb fallen und sacken dann meist etwas zusammen. Das ist die so genannte Brustatmung, die wir bei Zilgrei vermeiden wollen.

Die folgenden Abbildungen (Seite 54) erklären die Aktion des Zwerchfells, der dünnen Muskelkuppel, die den Brust- vom Bauchraum trennt und den wichtigsten Atemmuskel darstellt. Es zieht sich beim Einatmen zusammen und sinkt nach unten (Abb. a + a1) und entspannt sich beim Ausatmen und steigt wieder nach oben (Abb. b + b1).

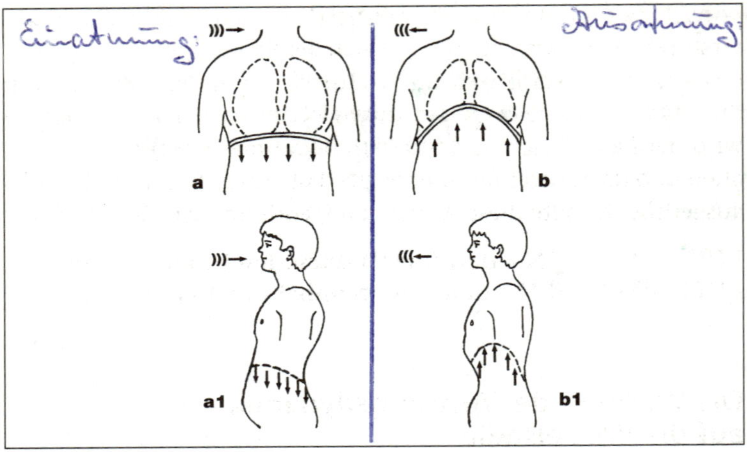

Die Zwischenrippenmuskulatur sowie Atemhilfsmuskeln im oberen Brust- und Rückenbereich und ein Teil der Halsmuskulatur heben den Brustkorb in der Einatmung (Abb. a) und senken ihn in der Ausatmung (Abb. b).

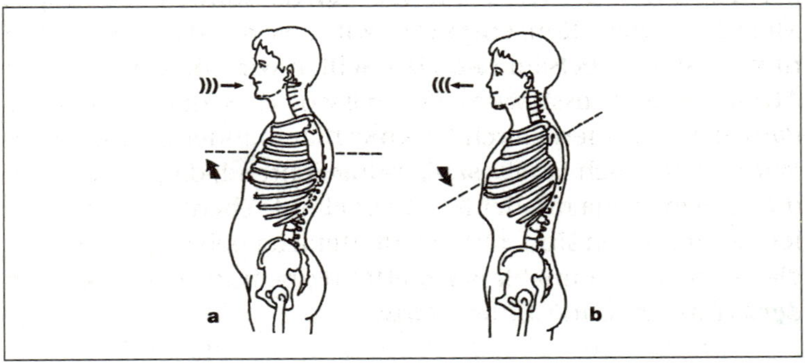

Diese Atembewegungen, die je nach Atemfrequenz durchschnittlich fünfundzwanzig- bis dreißigtausendmal innerhalb von 24 Stunden stattfinden, werden durch die Bauchatmung unterstützt. Dabei wird beim Einatmen der Bauch leicht aufgebläht, das Zwerchfell kann sich optimal nach unten ausdehnen, weil die Eingeweide nach außen ausweichen, und beim Ausatmen wird der Bauch leicht eingezogen, damit die Luft besser entweichen und das Zwerchfell wieder nach oben steigen kann. Einfach ausgedrückt, sollte diese Atmung folgendermaßen ablaufen:

LUFT EINATMEN – den Bauch dabei leicht aufblähen
LUFT AUSATMEN – den Bauch dabei sanft einziehen

Die Wirkung der Atmungsdynamik auf die Wirbelsäule

Nachdem der Mensch, wie bereits gesagt, eine unteilbare Einheit darstellt, ist es ganz und gar unmöglich, dass etwas in einem Körperteil vor sich geht, ohne dass dabei der gesamte Organismus miteinbezogen ist. So verhält es sich insbesondere bei der Atmung. Nicht nur die Lunge, sondern der ganze Mensch atmet. Konzentrieren wir unsere Aufmerksamkeit nun auf die Wirbelsäule und betrachten wir, wie diese von der Atmung beeinflusst wird. Wir wissen, dass die Wirbelsäule dank der einzelnen, durch Gelenke miteinander verbundenen Wirbel beweglich ist. Es ist also einleuchtend, dass, wenn sich die Rippen, die ja mit der Brustwirbelsäule ebenfalls durch Gelenke verbunden sind, mit jedem Atemzug heben und senken, gleichzeitig eine unablässige, atmungsbedingte Bewegung in der Wirbelsäule stattfinden muss.

In der im Kapitel »Zilgrei wirkt« (Seite 13–20) erwähnten Studie an der orthopädischen Universitätsklinik Rizzoli in Bologna mit dem Titel *»Die Anwendung von Bio-Feedback und der Zilgrei-Me-*

thode in der nicht operativen Behandlung von Lendenschmerzen« wird der Wirkmechanismus der Zilgrei-Atmung in Verbindung mit der Wirbelsäule und der entlastenden Körperstellung so verdeutlicht: »Aufgrund des Ansatzes der Zwerchfellschenkel an den Lendenwirbeln verstärkt die Zwerchfelltätigkeit die Krümmung der Lendenwirbelsäule während dem Einatmen. Dem entgegengesetzt bewirken die geraden Bauchmuskeln beim Ausatmen das Rückwärtskippen des Beckens und dementsprechend verflacht sich die physiologische Krümmung der Lendenwirbelsäule. Die dadurch erzielte Mobilisierung der Wirbelsäule kommt (bei der Zilgrei-Methode) in Verbindung mit allgemeinen und spezifischen Übungen für die Lendenwirbelsäule zum Einsatz. Die durch die Zwerchfellatmung bewirkten Mikrobewegungen in den Zwischenwirbelgelenken werden gesteigert und konzentriert auf den betroffenen Wirbelsäulenabschnitt durch gleichzeitige aktive Übungen. Diese werden auf den drei Basisbewegungsebenen ausgeführt nach dem Prinzip der dem Schmerz entgegengesetzten Bewegung.« Da haben wir's nun ganz wissenschaftlich!

Diese physiologischen Zusammenhänge haben die Entwicklung der Zilgrei-Methode maßgeblich geprägt und gehören zu ihren Grundpfeilern. Die oft erstaunliche Wirkung, die durch die Koordination von Zilgrei-Atmung und Körperbewegung und -stellung erzielt wird, ist der beste Beweis für die Richtigkeit der Zilgrei-Ansätze.

Mit jedem Atemzug macht die Wirbelsäule also eine ziehharmonikaähnliche Bewegung und verändert dabei leicht ihre physiologisch normalen Krümmungen. Das Ausmaß und die Art der Kurvenveränderung ist stark abhängig davon, wie man atmet, ob mit Bauch oder Brust, ob durch Nase oder Mund, ob sanft und fließend oder forciert, ob viel oder wenig Luft aufnehmend, ob mit guter, aufrechter Körperhaltung oder mit schlechter, zusammengesackter, ob man krank oder gesund ist, ob man schlank oder schwergewichtig ist – die Liste der Qualifizierungen ließe sich fortsetzen.

Wohlgemerkt, diese Bewegungen sind so gering, dass wir nur von Mirkobewegungen sprechen können. Aber ausschlaggebend ist, dass sie überhaupt stattfinden, nicht nur, weil sie für die Beweglichkeit unserer Wirbelsäule und der mit ihr verbundenen Gelenke sorgen, sondern auch, weil man diesen Vorgang bewusst und gezielt potenzieren kann, um eine Heilwirkung zu erzielen. Das ist genau das, was wir mit den Zilgrei-Selbstbehandlungen, die wir in diesem Buch vorstellen, erreichen wollen. Sie beruhen allesamt auf dem Prinzip der Koordinierung der so genannten Zilgrei-Atmung mit den dazu passenden Körperbewegungen und -stellungen.

Die folgenden, stark übertriebenen Zeichnungen zeigen, was bei der Bauchatmung geschieht. Abbildung a) zeigt die theoretisch neutrale Stellung der Wirbelsäule. In Abbildung b) sehen wir sie bei der Einatmung; der Kopf kippt ganz leicht nach hinten, das Becken in entgegengesetzter Richtung nach vorn, die ganze Wirbelsäule erscheint kürzer. In Abbildung c) wirkt die Wirbelsäule länger, der Kopf ist nun leicht nach vorn gekippt und das Becken nach hinten.

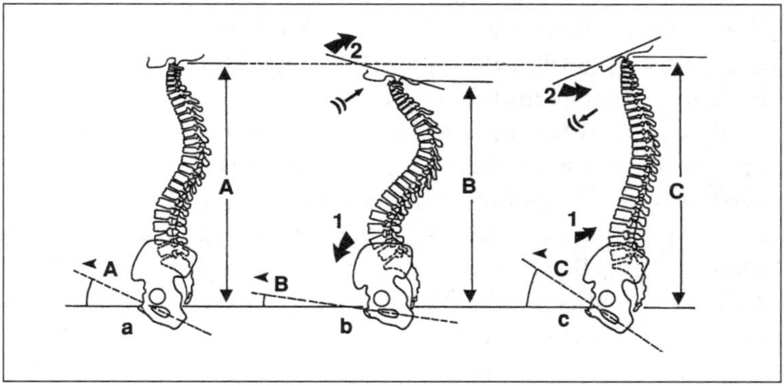

Zilgrei berücksichtigt immer den Zustand, die Möglichkeiten und Fähigkeiten des Einzelnen. Die Regel lautet, »wir arbeiten mit dem, was der Körper zur Verfügung stellt«. Deshalb, wenn Ihnen die Bauchatmung nicht gleich von Anfang an gelingt und Sie Schwierigkeiten haben, sich von Ihrer gewohnten Brustatmung umzustellen, dann nutzen Sie in Verbindung mit den Zilgrei-Anwendungen die Brustatmung. Sie sollten aber weiterhin die Bauchatmung anstreben, denn die beschriebenen Wirkmechanismen können sich bestmöglich nur durch das physiologisch korrekte Zusammenspiel der verschiedenen Ansätze der Methode entfalten. Versuchen Sie auch, sich die Bauchatmung zur Alltagsgewohnheit zu machen, denn schon sie allein stärkt den Körper und fördert die Gesundheit.

Hilfen zum Erlernen der Bauchatmung

Bevor Sie die Atmung mit den Bauchbewegungen verknüpfen, üben Sie zunächst die Aus- und Einwärtsbewegungen: Strecken Sie den Bauch heraus und ziehen Sie ihn wieder ein. Nicht zu schnell, sondern langsam und fließend! Wiederholen Sie das so lange, bis es Ihnen mühelos gelingt. Vielleicht haben Sie am nächsten Tag einen leichten Muskelkater der Bauchmuskulatur, aber das ist als positives Zeichen dafür zu sehen, dass Sie es richtig gemacht haben! Sie können bei der Übung stehen, sitzen oder liegen. Beginnen Sie in der Stellung, die Ihnen am bequemsten ist und in der Sie sich am besten konzentrieren können. Danach üben Sie die Bewegungen auch in den anderen Grundstellungen.

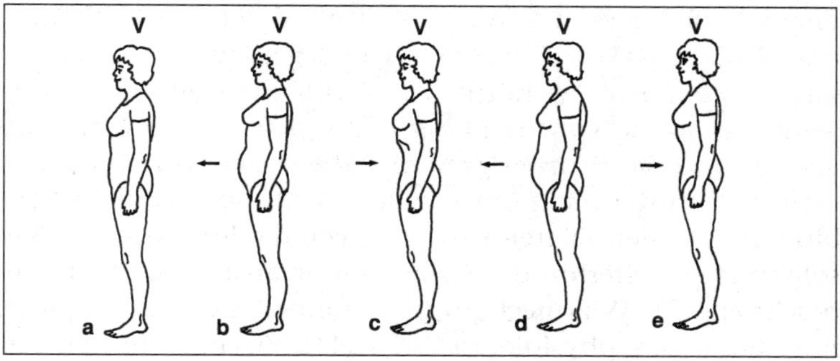

Manchmal hilft es, die Hand zu Hilfe zu nehmen, indem man beim Ausatmen den Bauch hineindrückt und beim Einatmen den Druck nachlässt.

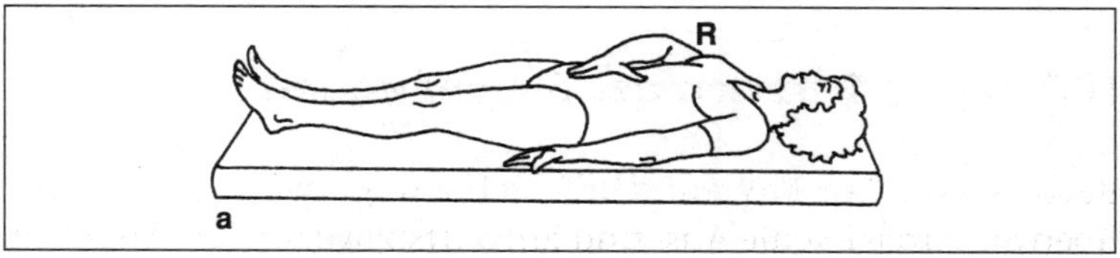

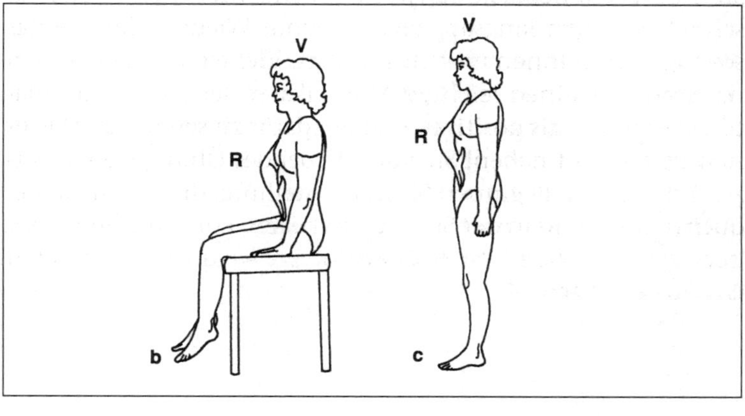

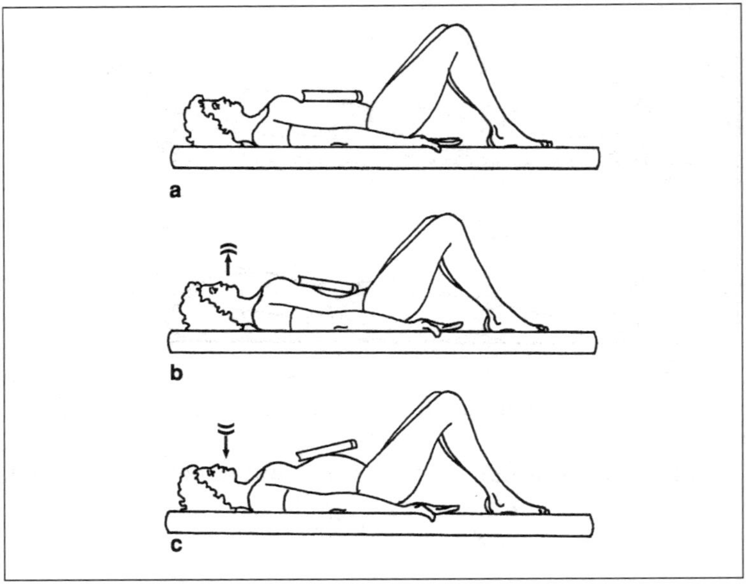

Wenn Sie die Zilgrei-Atmung in Rückenlage lernen, legen Sie sich ein Buch auf den Bauch und ein Kissen unter den Kopf, damit Sie sehen können, wie Sie atmen. Wenn sich das Buch beim Einatmen hebt und beim Ausatmen senkt, machen Sie alles richtig! Wenn es umgekehrt ist, das Buch sich also beim Einatmen senkt und beim Ausatmen hebt, atmen Sie mit der Brust anstatt dem Bauch – und das sollten Sie vermeiden.

Sobald Ihnen die Bauchbewegungen geläufig sind, kombinieren Sie sie mit den beiden Atmungsphasen: Blähen Sie den Bauch leicht auf beim Einatmen und ziehen Sie ihn sanft ein beim Ausatmen.

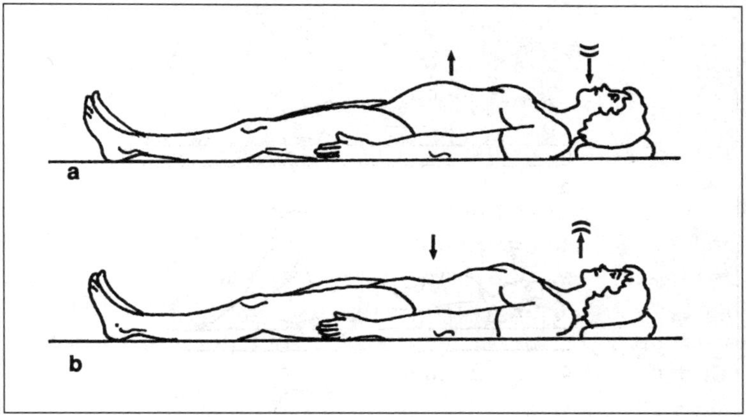

Kurz gesagt: **einatmen – Bauch raus – ausatmen – Bauch rein**

Die Zilgrei-Atmung

Ohne die Zilgrei-Atmung ist die Methode nicht denkbar, denn sie begleitet jede Zilgrei-Anwendung. Sie besteht aus der soeben beschriebenen Bauchatmung, kombiniert mit einer ganz bewusst eingelegten Atempause nach jedem Einatmen und Ausatmen. Die ideale Länge dieser Atempause beträgt 5 Sekunden, so dass ein kompletter Atmungszyklus bestehend aus Ein- und Ausatmung in vier Stufen unterteilt ist:

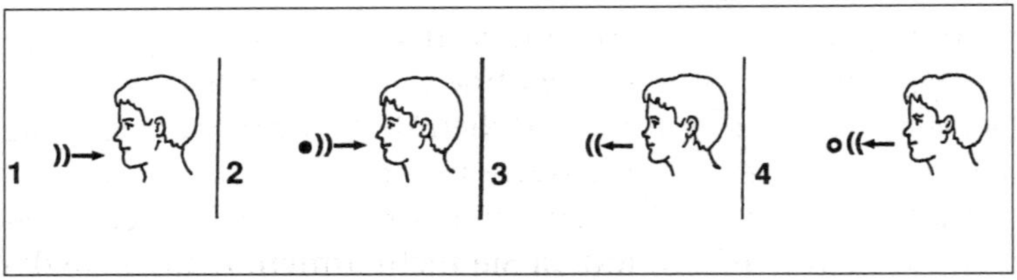

Abb. 1. Einatmen
Abb. 2. Fünf-Sekunden-Pause nach dem Einatmen: nicht atmen, mit gefüllter Lunge verweilen
Abb. 3. Ausatmen
Abb. 4. Fünf-Sekunden-Pause nach dem Ausatmen: nicht atmen, mit entleerter Lunge verweilen

Die Fünf-Sekunden-Pause unmittelbar nach dem Ein- und Ausatmen hat verschiedene Funktionen, zum Beispiel verlängert sie die Ein- und Ausatmungsphase und verhindert so Schwindelgefühl, das manchmal bei anhaltender Tiefatmung auftreten kann. Außerdem fördert sie die entspannende Wirkung der Selbstbehandlungen.

Ausführung der Zilgrei-Atmung

Am besten legen Sie sich auf eine einigermaßen harte Liege oder auf den Teppichboden, mit einem kleinen Kissen unter dem Kopf. Legen Sie die Arme locker neben den Körper, die Beine sind entspannt und leicht gespreizt oder angewinkelt und aufgestellt, wenn das bequemer ist. Schließen Sie die Augen und atmen Sie wie gewohnt. Beobachten Sie Ihre Atmung und wenn Sie spüren, dass sie regelmäßig und entspannt ist, atmen Sie zuerst wie gewohnt durch die Nase ein und dann bewusst und vollständig, aber ohne zu forcieren, durch den locker geöffneten Mund aus und ziehen Sie dabei den Bauch leicht ein.

Atmen Sie nun langsam durch die Nase wieder ein, etwas tiefer als normalerweise, aber ohne zu forcieren, blähen Sie dabei leicht den Bauch auf und stellen Sie sich vor, Sie ziehen die Luft in den unteren Lungenbereich ein (Seite 64, Abb. a).

Halten Sie nun die Luft an, ohne den Kehlkopf zu verschließen, sondern einfach, indem Sie nicht atmen. Zählen Sie dabei im Kopf: eine Sekunde, zwei Sekunden, drei Sekunden, vier Sekunden, fünf Sekunden (Abb. b). Wenn Sie nicht gleich fünf Sekunden schaffen, beginnen Sie mit zwei und bauen Sie mit der Zeit langsam auf fünf auf.

Atmen Sie nun langsam durch den locker geöffneten Mund aus, ziehen Sie dabei sanft den Bauch ein und spüren Sie, wie die Luft, ohne zu forcieren, ausströmt (Abb. c).

Verweilen Sie mit entleerter Lunge und eingezogenem Bauch und zählen Sie wieder die fünf Sekunden (Abb. d)

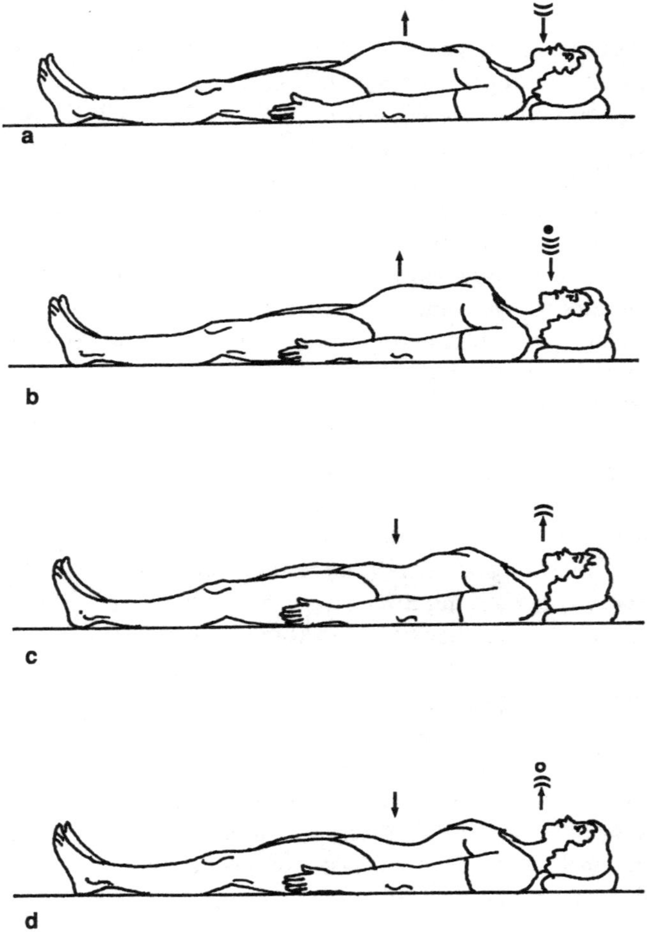

Dieser gesamte Ablauf ist ein kompletter Zilgrei-Atmungszyklus. Üben Sie ihn im Liegen, Sitzen und Stehen, bis Sie ihn mühelos beherrschen. Sie werden feststellen, dass das nicht in jeder Stellung genau gleich ist und Sie sich noch etwas mehr konzentrieren müssen. Bleiben Sie im Sitzen und Stehen zwar aufrecht aber trotzdem entspannt, da sonst die Bauch- und Wirbelsäulenbewegungen nicht richtig zustande kommen.

Die Luft soll beim Ein- und Ausatmen sanft fließen und die Atempausen sollen ein stilles, entspanntes Verweilen sein, ein sanfter Rhythmus zwischen atmen und nicht atmen. Wie erwähnt, wenn es Ihnen nicht gleich gelingt, den Atem über fünf Sekunden lang anzuhalten, dann beginnen Sie einfach mit einer kürzeren Zeitspanne und bauen langsam bis zu fünf Sekunden auf. Andererseits gewinnen Sie nichts, wenn Sie die Luft länger als 5 Sekunden lang anhalten; mehr ist weniger! Die richtige Dosis macht's!

Fehler und wie man sie vermeiden kann

Im Verlauf unserer langjährigen Arbeit haben wir festgestellt, dass erstaunlich viele Menschen Schwierigkeiten mit der Bauchatmung oder überhaupt mit dem bewussten Atmen haben und sich deshalb auch mit der Zilgrei-Atmung manchmal etwas schwer tun. Dabei ist die Bauchatmung eigentlich die physiologische Atmung, die wir zumindest im Schlaf generell alle anwenden. Unser stressiger Alltag und falsche Vorbilder (Brust raus, Bauch rein!) haben unsere Atmung verändert. Fehler schleichen sich unbewusst ein, die unseren Organismus belasten und auch die Wirkung der Selbstbehandlungen schmälern können. Wir machen Sie auf die häufigsten davon aufmerksam, damit Sie sie gleich von Anfang an vermeiden können:

1. Atmen Sie nicht zu viel und zu lang ein und aus, Sie verspannen sich nur. Tief heißt nicht viel sondern bedeutet, die Lungenkapazität optimal nutzen. Atmen Sie also nicht so viel Luft wie möglich ein und aus, sondern atmen Sie einfach etwas tiefer als sonst, aber mit der Bauchatmung.
2. Bewegen Sie sich beim Ein- und Ausatmen nicht vor- und rückwärts bzw. richten Sie sich beim Einatmen nicht auf und sacken dann beim Ausatmen zusammen. Bleiben Sie vielmehr aufrecht und entspannt sitzen oder stehen. Die Bewegungen des Brustkorbs besorgt Ihre Atemmuskulatur, nicht Sie!
3. Atmen Sie langsam, sanft und fließend. Lassen Sie sich Zeit!
4. Halten Sie die Atempausen ein. Wenn Ihnen die eine oder andere, entweder nach der Einatmung oder nach der Ausatmung nicht behagt, lassen Sie sie so lange weg, bis Sie sie wieder bequem einschalten können, aber lassen Sie nie beide Atempausen weg.
5. Vergessen Sie vor lauter Konzentration auf die Bauchbewegung das Atmen nicht!
6. Bleiben Sie entspannt, vor allem auch im Schultergürtel. Die Schultern sollen tief, locker und gerade sein.
7. Machen Sie nicht mehr als fünf Atmungszyklen mit jeder Selbstbehandlung. Die Wirkung stellt sich durch mehr nicht rascher ein, im Gegenteil.
8. Lassen Sie sich nicht ablenken, sondern machen Sie Ihre Atmung im stillen Kämmerlein, mit voller Konzentration und Hinwendung zu sich selbst. Dann haben Sie am meisten davon.
9. Lösen sie beengende Kleidung und legen Sie Schmuck und Armbanduhr ab. Nichts soll den Atem- und Energiefluss stören.
10. Bleiben Sie in der jeweils gewählten Stellung aufrecht und entspannt bis zum Abschluss der Atmungszyklen.

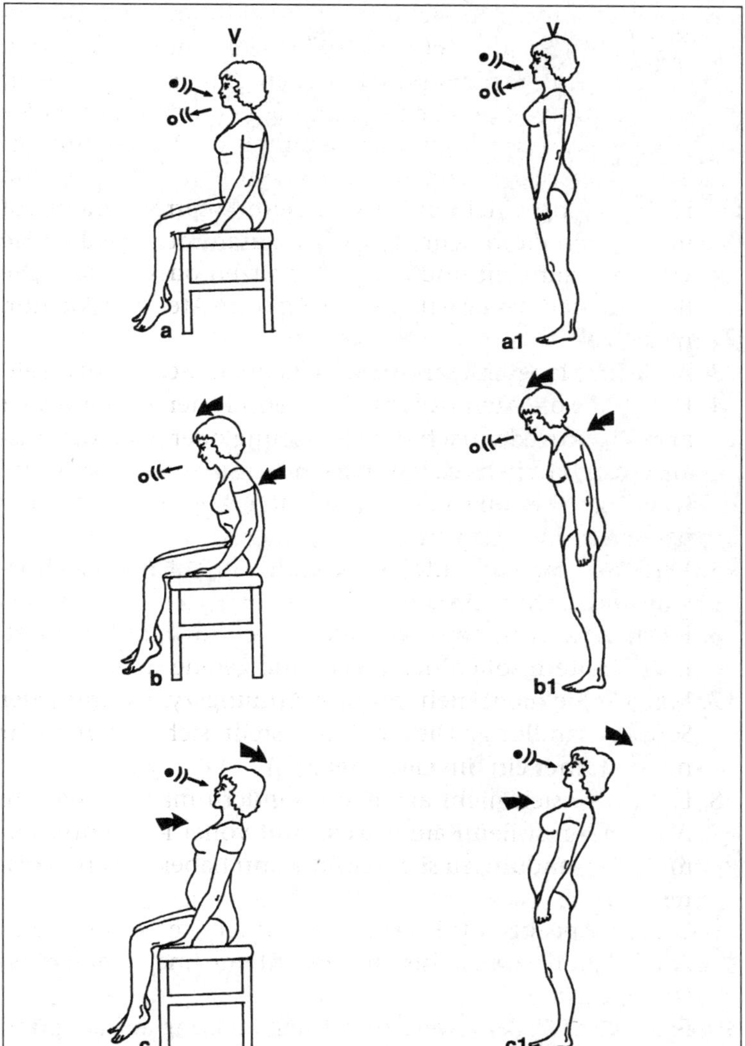
a
a1
b
b1
c
c1

Zeichenerklärung der Atemsymbole, die in den Abbildungen verwendet werden

Symbol	Bedeutung	Symbol	Bedeutung
(←	Ausatmen	)→	Einatmen
((←	Weiter ausatmen	))→	Weiter einatmen
(((←	Ganz ausatmen	)))→	Ganz einatmen
o((←	Ganz ausatmen und 5 Sekunden Pause	•))→	Ganz einatmen und die Luft 5 Sekunden anhalten

Zilgrei-Stellung bzw. -Bewegung kombiniert mit Zilgrei-Atmung

Wie bereits erwähnt, besteht eine Zilgrei-Selbstbehandlung aus der Kombination von entlastender Stellung, der so genannten Zilgrei-Stellung, und heilender Atmung, der dynamogenen Atmung. Dafür haben wir in den vorangegangenen Kapiteln die Voraussetzungen geschaffen. So können Sie jetzt mit der praktischen Umsetzung des bisher Gelernten beginnen, indem Sie

1. die gewählte Ausgangsstellung (stehend, sitzend usw.) einnehmen,
2. die Selbstuntersuchung des betroffenen Körperteils auf den drei Bewegungsebenen machen und jeweils die symptomauslösende Bewegungsrichtung bestimmen,
3. Ihre Zilgrei-Stellung auf der »guten«, symptomfreien Seite der gewählten Bewegungsebene bestimmen (halten Sie kurz vor der möglichen Endstellung ein),
4. in der Zilgrei-Stellung 5 Atmungszyklen der dynamogenen Atmung ausführen,
5. den Kontrolltest nach Abschluss der 5 Atmungszyklen machen.

Das hört sich vielleicht nach viel an, dauert aber nicht mehr als ca. 1½ Minuten!

Der Kontrolltest entspricht der Selbstuntersuchung, mit dem kleinen Unterschied, dass Sie sich bei der Selbstuntersuchung spontan in die eine und dann in die andere Richtung bewegen, während Sie beim Kontrolltest mit der Richtung beginnen, in der Sie gerade die Selbstbehandlung ausgeführt haben und dann erst in die symptomauslösende Gegenrichtung gehen.

Praktisch alle in diesem Buch beschriebenen Anwendungen folgen dieser Vorgehensweise. Es gibt verschiedene Ausführungsvarianten der Selbstbehandlungen, z.B. mit oder ohne Bewegung, aber wir haben hier in den meisten Fällen die einfachste oder für die entsprechende Selbstbehandlung logischste Variante dargestellt. Das erleichtert Ihnen den Einstieg in die Methode und erfahrungsgemäß erzielen Sie damit schon sehr gute Erfolge. Die anderen Varianten können Sie im Buch *Neue Hoffnung Zilgrei* finden; sie werden in manchen Fällen zur Steigerung der Wirkung eingesetzt.

Das Ganzkörperprinzip

In der Chiropraxis heißt es, man könne etwa 35% der Rückenschmerzen beseitigen, wenn man den Atlas, den ersten Halswirbel, einrichte; er sei nämlich bei vielen Menschen leicht verrenkt und das wirke sich negativ auf den Rest der Wirbelsäule aus. Das Gleiche gilt unserer Erfahrung nach für den Ausgleich des Beckens, auf dem ja die gesamte Wirbelsäule ruht. Wer hat nun Recht? Alle beide Thesen sind gewiss richtig, denn es kann unten nicht stimmen, wenn es oben aus dem Lot ist und umgekehrt. Aus diesem Grund und aus der Beobachtung heraus, dass das Symptom bei weitem nicht immer dort auftritt, wo die Ursache liegt, haben wir das Ganzkörperprinzip zu einem der integrierenden Bestandteile der Zilgrei-Methode gemacht. Wie bereits an verschiedenen Stellen in diesem Buch angedeutet, geht es nicht in erster Linie darum, mit Zilgrei-Anwendungen die Schmerzen zu beseitigen, sondern deren *Ursachen* anzugehen, damit die Schmerzen erst gar nicht oder nicht wieder auftreten. Deshalb müssen wir uns mit der gesamten Wirbelsäule befassen und nicht nur mit dem Kreuz-, Lendenbereich. Die entsprechenden Anwendungen finden Sie in diesem Buch. Wenn Sie aber das Gefühl haben, Sie möchten auch noch Selbstbehandlungen für andere Körperbereiche lernen, z.B. für die Schultern, Hüftgelenke oder Knie, legen Sie sich das Buch *Neue Hoffnung Zilgrei* zu oder, bei Beschwerden im Halswirbel- und Kopfbereich, das Buch *Zilgrei gegen Kopf- und Nackenschmerzen.*

Wie wähle ich die für mich passenden Zilgrei-Selbstbehandlungen aus?

Es gibt keine richtigen und falschen Zilgrei-Selbstbehandlungen, sondern nur geeignete und ungeeignete.

Das bedeutet, geeignet für Sie und für Ihren Zustand. Was für Sie geeignet ist, ermitteln Sie durch die Selbstuntersuchung und durch die Ausführung der davon abgeleiteten Selbstbehandlungen. Die erzielte Wirkung wird Ihnen den Weg weisen. Die Selbstbehandlungen in diesem Buch sind Möglichkeiten der Anwendung des Zilgrei-Systems. Dabei ist nichts zwingend. Die Ausführungsanweisungen zu den einzelnen Anwendungen haben sich als korrekt und geeignet für die meisten Menschen erwiesen und entsprechen den physiologischen Abläufen des Körpers. Deshalb sind sie auch so dargestellt, wie Sie sie hier antreffen. Die Anpassung an die Bedürfnisse des Einzelnen nach den Zilgrei-Grundlagen ist die intelligenteste Art, mit dem Zilgrei-System umzugehen, aber nicht immer gelingt das dem unerfahrenen Probanden oder dem nicht in Zilgrei ausgebildeten Therapeuten, weshalb der Unterricht bei einem/r ausgebildeten Zilgrei-Lehrer/in empfehlenswert ist.

Andererseits gibt es *unkorrekt ausgeführte* Selbstbehandlungen. Aber Sie wissen ja jetzt, worauf es ankommt, haben den Einleitungstext nicht übersprungen, sondern sorgfältig gelesen, verstanden und nachvollzogen und beherrschen die Zilgrei-Atmung. Es kann also losgehen!

- Beginnen Sie mit den ersten beiden Selbstbehandlungen im praktischen Teil, SCHWAN und EISVOGEL, sie sind die so genannten Basis-Selbstbehandlungen, die immer vor der Anwendung anderer Selbstbehandlungen ausgeführt werden müssen. Sie dienen der Entspannung und Mobilisierung der gesamten Wirbelsäule und dem Ausgleich des Tonus der Rückenmuskulatur. Es wäre unlogisch, lokale Beschwerden anzugehen, bevor man die gesamte Wirbelsäule entspannt hat. Wenn Ihre Schmerzen von der Art sind, dass Sie nicht sitzen können, führen Sie während ein bis zwei Tagen die Selbstbehandlung ADLER aus, die ähnlich wirkt wie die zwei Basis-Selbstbehandlungen und die gleiche Bewegungsebene nutzt.
- Wählen Sie die Selbstbehandlung in der Körperstellung, die Ihr Zustand zulässt, zum Beispiel wenn Sie schlecht liegen können, wählen Sie eine Selbstbehandlung, die im Stehen oder Sitzen ausgeführt wird, und so fort.
- Gehen Sie immer zuerst die leichteren Beschwerden an und dann erst die schwerwiegenderen. Erstens sind die kleineren Beschwerden schneller in den Griff zu bekommen, und zweitens verringern sich durch ihre Beseitigung meist auch die stärkeren Schmerzen, da sie mit diesen fast immer indirekt verbunden sind.
- Wenden Sie nie mehr als fünf Zilgrei-Selbstbehandlungen in einer Sitzung an, und machen Sie nicht mehr als drei Sitzungen pro Tag. Eine Sitzung nennen wir die kurze Zeitspanne, die für die Durchführung der (höchstens fünf) Selbstbehandlungen benötigt wird.
- Wenn Sie die Selbstbehandlungen gefunden haben, die für Sie am wirksamsten sind, wenden Sie nur noch diese an.
- Wenn Ihre Schmerzen und Beschwerden verschwunden sind, wenden Sie zur Erhaltung Ihres wiedergewonnenen Gesundheitszustandes die für Sie geeigneten Selbstbehandlungen ein- oder zweimal wöchentlich an.

- »Vorbeugen ist besser als heilen!« Machen Sie diese einfache Wahrheit zum Bestandteil Ihrer Lebensauffassung. Wählen Sie die Zilgrei-Selbstbehandlungen, die Ihnen besonders gut tun, und führen Sie sie zwei- bis dreimal pro Woche aus.
- Prägen Sie sich die goldene Regel ein: Übertreiben Sie nie, und gebrauchen Sie stets Logik und gesunden Menschenverstand.
- Lassen Sie sich *gründlich* ärztlich untersuchen, falls sich Ihre Beschwerden im Verlauf von 1 – 2 Wochen der regelmäßigen Anwendung von Zilgrei in keiner Weise verändern, und geben Sie sich dann keinesfalls nur mit einem Schmerzmittel oder einer Spritze zufrieden.

Wir haben in diesem Ratgeber bewusst nicht über Skoliose gesprochen, da dieses Thema die persönliche Betreuung erfordert. Jedoch sind viele der hier enthaltenen Selbstbehandlungen sehr hilfreich, um Schmerzen zu lindern und zu beseitigen, die nicht unbedingt auf der Skoliose, sondern auf der einseitigen Körperbelastung beruhen, denn davon sind selbstverständlich auch Skoliosepatienten betroffen. In der Tat zeigt unsere Erfahrung, dass diese Patienten, wenn sie mit Zilgrei schmerzfrei wurden, oft nicht weiterhin daran interessiert sind, an der Skoliose etwas zu verändern. Das ist auch gar nicht so einfach, wenn überhaupt möglich, bei der voll kompensierten, fixierten Skoliose eines Erwachsenen. Bei Kindern und jungen Menschen hingegen können mit Zilgrei bei Skoliose unter professioneller Anleitung gute Ergebnisse erzielt werden.

Wie oft sollte man Zilgrei anwenden?

Die Zilgrei-Selbstbehandlungen werden sowohl als Therapie als auch zum Zweck der Nachsorge und Prophylaxe angewandt.

Therapie

Bei akuten Schmerzen wenden Sie die entsprechenden Selbstbehandlungen dreimal täglich an: einmal morgens nach dem Aufstehen, dann vor dem Mittagessen (nicht nachher – mit vollem Magen lässt sich schlecht atmen!) und dann vor dem Schlafengehen. Wenn die Schmerzen nachlassen, reduzieren Sie auf zweimal täglich, morgens und abends, dann auf einmal täglich, morgens oder abends, bis die Symptome völlig verschwunden sind und Sie sich wieder ganz wohl fühlen.

Nachsorge

Damit Sie Ihr Wohlbefinden beibehalten, führen Sie Ihre »Lieblings-Selbstbehandlungen« ein- oder zweimal wöchentlich durch.

Vorbeugung

Wie gesagt: »Vorbeugen ist besser als heilen« – man kann es nicht oft genug wiederholen. Ein Prophylaxeprogramm hängt zu einem gewissen Grad von Art und Intensität des Privat- und Erwerbslebens einer Person ab. Für Leute mit einer durchschnittlichen Lebensweise, die nicht übermäßigem psychischen und physischen Stress ausgesetzt sind, reichen ein oder zwei Sitzungen pro Woche. Wählen Sie dazu die Selbstbehandlungen aus, die Ihnen am angenehmsten sind.

Allgemeine Empfehlungen zur Zilgrei-Selbstbehandlung

Sie werden schnell feststellen, wie einfach die Zilgrei-Selbstbehandlungen durchzuführen sind. Allerdings, je präziser Sie in der Ausführung sind, desto größer ist die Wirkung. Wir haben hier die wichtigsten Punkte zusammengefasst, an die Sie vor, während und nach der Anwendung der Selbstbehandlungen denken sollten, damit Sie den größtmöglichen Nutzen daraus ziehen können.

Bevor Sie mit der Selbstbehandlung beginnen

- Achten Sie auf die korrekte Ausgangsstellung.
- Lernen Sie, die Zilgrei-Atmung perfekt zu beherrschen.
- Prägen Sie sich gut die in den Abbildungen verwendeten Symbole ein (Seite 78).
- Lesen Sie zuerst die gesamte Anleitung zur Selbstbehandlung, und wenden Sie sie erst dann an.
- Legen Sie beengende Kleidung ab, zum Beispiel Jacke, Krawatte, enge Hosen, Korsetts, Gürtel usw. Öffnen Sie den Hemdkragen, und ziehen Sie die Schuhe aus.
- Legen Sie auch Schmuckgegenstände wie Halsketten, Armbänder, Ohrringe, Armbanduhren ab.
- *Beginnen Sie immer mit den Basis-Selbstbehandlungen* SCHWAN *und* EISVOGEL (Seite 84 und 89).
- Wenden Sie Selbstbehandlungen *nie* unmittelbar nach den Mahlzeiten an, sondern möglichst mit leerem Magen.

Während Sie die Selbstbehandlungen ausführen

- Befolgen Sie genau die Anweisungen.
- *Forcieren Sie nie* die Bewegungen oder Stellungen, sondern bewegen Sie sich nur bis an die mögliche Grenze, das heißt die Grenze, die Ihr Zustand zulässt.
- Bewegen Sie nur den Körperteil, der in der Selbstbehandlung angesprochen ist und *nur* auf der angegebenen Bewegungsebene.
- Wenn Sie während der Ausübung der Selbstbehandlung Schmerz verspüren, oder wenn Ihre bestehenden Schmerzen stark zunehmen, *unterbrechen Sie die Selbstbehandlung,* kehren Sie in die Ausgangsstellung zurück, und entspannen Sie sich. Wenden Sie eine andere Selbstbehandlung an, die geeigneter für Sie ist.
- Achten Sie darauf, dass Sie stets entspannt bleiben, insbesondere, dass Sie während der Atmung die Nackenmuskeln nicht verkrampfen.
- Bewegen Sie sich stets langsam und flüssig, nie zu schnell oder gar ruckartig.
- Die Beine dürfen weder gekreuzt noch unter den Sitz gestellt werden, noch sollen die Beine im Sitzen zu stark gespreizt sein, außer die Anweisungen verlangen dies ausdrücklich.
- Behalten Sie die in den Anweisungen vorgeschriebene Stellung während der gesamten Anwendung bei, das heißt, bis Sie die fünf Atmungszyklen beendet haben und in die Ausgangsstellung zurückgekehrt sind.
- Die Blickrichtung kann die Reaktionen auf eine Selbstbehandlung beeinflussen. Schauen Sie deshalb immer in die Richtung der Kopfstellung, oder schließen Sie die Augen.
- Führen Sie die Selbstbehandlungen möglichst an der frischen Luft aus, oder öffnen Sie zumindest das Fenster.

- Müssen Sie während der Anwendung husten, niesen, gähnen oder werden Sie sonst irgendwie gestört (Klingeln des Telefons oder an der Haustüre), kehren Sie *zuerst* in die Ausgangsstellung zurück, bevor Sie die Selbstbehandlung unterbrechen.
- Lassen Sie sich während der Anwendung durch nichts ablenken, nicht durch jemand, der mit Ihnen spricht oder durch Radio und Fernsehen, sonst leidet Ihre Konzentration.

Nach Abschluss der Selbstbehandlung

Ruhen Sie sich nach der Selbstbehandlung, d.h. nach dem Kontrolltest, ein paar Minuten lang aus. Gehen Sie nicht gleich zum Alltag über, sondern legen Sie sich hin, entspannen Sie sich, atmen Sie normal, ruhig und sanft. Dann stehen Sie *langsam* auf, und bewegen Sie sich mit Ruhe. Lassen Sie die Behandlung nachwirken, lassen Sie Ihren Körper auf das, was ihm widerfahren ist, reagieren; geben Sie Ihren biokybernetischen Abläufen Zeit, auf die Selbstbehandlung anzusprechen.

Viele Leute suchen gleich im Anschluss an die Selbstbehandlung durch alle möglichen Bewegungen und Verrenkungen nach Anzeichen, »ob es auch wirklich gewirkt hat«. Das ist falsch und Sie riskieren, dass sich der vorherige schmerzhafte Zustand wieder einstellt.

Die Selbstbehandlungen

Nun ist noch wichtig, dass Sie sich genauer mit den folgenden Symbolen vertraut machen, die anzeigen, was während der in der Zeichnung dargestellten Bewegung oder Haltung zu tun ist (Bewegung und/oder Atmung).

Verwendete Symbole

R↩	Nach rechts drehen
↪L	Nach links drehen
↓	Bewegungsrichtung
←	Bewegungsrichtung
⭯	Bewegungsrichtung
⬋	Bewegungsrichtung
≈	Entspannen
G▼	Gravitation(Schwerkraft)
▼	Leichter Druck (in der entsprechenden Richtung)
V	Vertikal = senkrecht
L	Links
R	Rechts
N	Neutrale Stellung

Am Beispiel der Selbstbehandlung SCHWAN möchten wir Ihnen erklären, wie die Erläuterungen und Darstellungen der einzelnen Selbstbehandlungen zu verstehen sind.

Als Erstes wird der angesprochene Körper- und Einsatzbereich beschrieben und abgebildet und die erforderliche Bewegungsebene bestimmt.

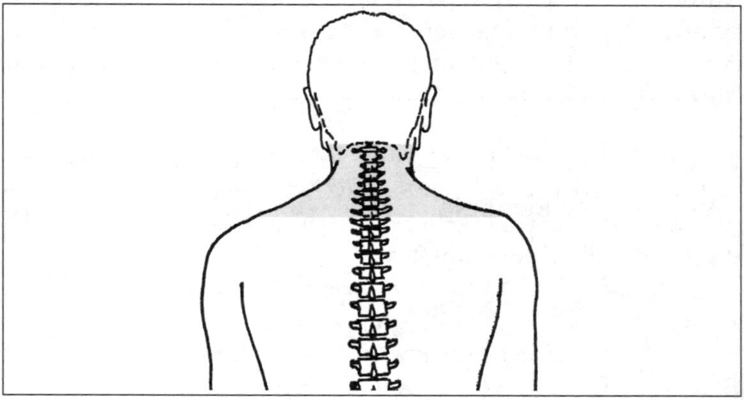

Die nachfolgenden *»Besonderen Hinweise«* bedürfen Ihrer besonderen Beachtung, weil sie Ihnen wichtige Tipps zur Ausführung der jeweiligen Übung vermitteln.

Der **Test vor Ausübung der Selbstbehandlung** zeigt und erklärt die Bewegungen in die beiden Richtungen, die vor und nach der Anwendung der jeweiligen Selbstbehandlung ausgeführt werden müssen. Um die Bewegungsrichtungen voneinander zu unterscheiden, werden sie als weiße und graue Figuren bezeichnet.

Bitte achten Sie darauf, dass alle Abbildungen spiegelbildlich dargestellt sind. So entspricht Ihre rechte Körperseite der linken im Buch und Ihre linke Körperseite der rechten im Buch.

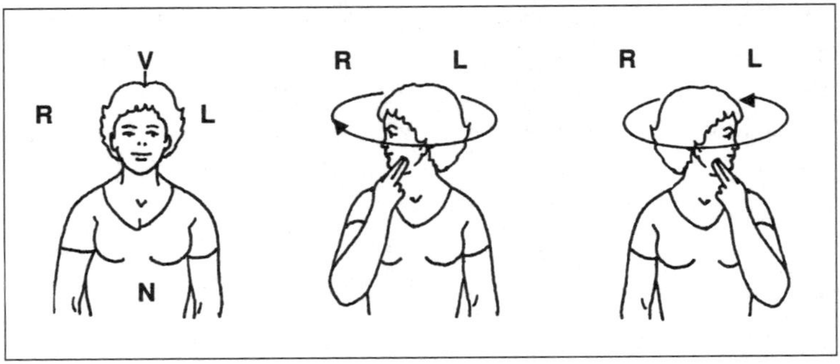

Testergebnis A und ***Testergebnis B*** beschreibt und zeigt die jeweilige erforderliche Therapie-Richtung bzw. Stellung, hergeleitet von Ihrem Testergebnis, die wir als Zilgrei-Richtung oder Zilgrei-Position bezeichnen:

Sie arbeiten nur nach rechts, wenn Ihre Symptome bei der Bewegung nach links auftreten,

Sie arbeiten nur nach links, wenn Ihre Symptome bei der Bewegung nach rechts auftreten,

Sie arbeiten nur nach vorn, wenn Ihre Symptome bei der Bewegung nach hinten auftreten,

Sie arbeiten nur nach hinten, wenn Ihre Symptome bei der Bewegung nach vorn auftreten.

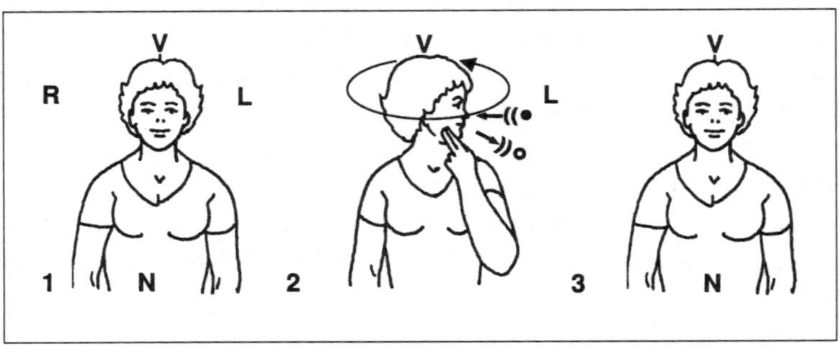

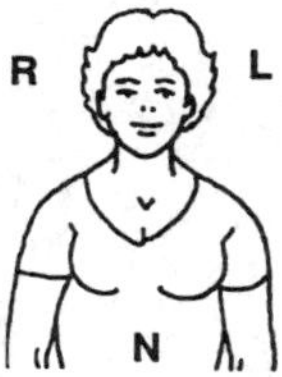

Das N in der Körpermitte bedeutet *neutrale Stellung*. Sie ist oft auch identisch mit dem im Text verwendeten Ausdruck *Ausgangsstellung*.
Mit R ist die *rechte* Körperseite angezeigt, mit L die *linke*.

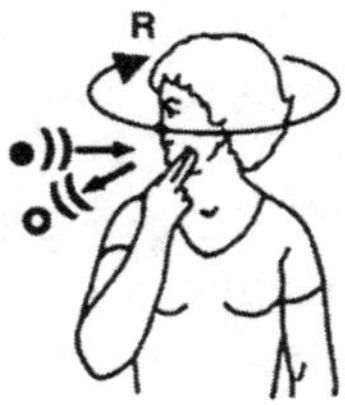

↗R Dieses Zeichen bedeutet *Drehung nach rechts*.

●))→ Dieses Zeichen bedeutet *einatmen und mit voller Lunge die Luft 5 Sekunden lang anhalten*.

o((← Dieses Zeichen bedeutet *ausatmen und 5 Sekunden lang mit entleerter Lunge bleiben*.

Wenn die beiden Zeichen zusammen erscheinen wie hier, bedeutet das: *in der erforderlichen Stellung* (in diesem Fall Kopfdrehung nach rechts) *bleiben und 5 komplette Zilgrei-Atemzyklen ausführen*.

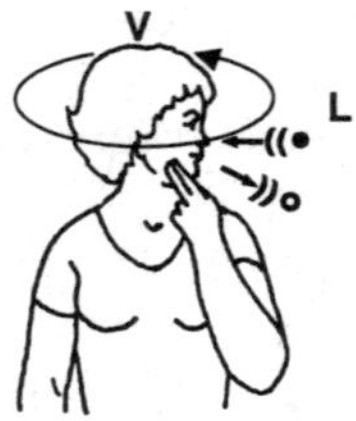

Dieses Zeichen bedeutet *Drehung nach links*.
Nach Beendigung der 5 Atmungszyklen Rückkehr in die neutrale Ausgangsstellung.

Die grauen und weißen Figuren kennzeichnen die jeweils entgegengesetzte Bewegungsrichtung, zum Beispiel Kopfdrehung nach *rechts* und Kopfdrehung nach *links*.

Schauen Sie sich die Abbildungen genau an, und überzeugen Sie sich, dass Sie verstehen, welche Stellung die Selbstbehandlung erfordert, bevor Sie sie ausüben.

Der **Test nach Ausübung der Selbstbehandlung**, in der Beschreibung der Selbstbehandlung als **Kontrolltest** bezeichnet, ist nicht dargestellt. Er besteht in der Wiederholung des Bewegungstests, der vor Ausübung der Selbstbehandlung gemacht wurde, beginnend mit der Seite, auf der Sie die Selbstbehandlung gemacht haben.

Allgemeine Anwendungsform

Diese Anwendungsform bezieht nicht nur die erforderliche Zilgrei-Seite ein, sondern die gesamte Bewegungsspanne. Das setzt voraus, dass Sie bei der Testbewegung weder in die eine noch in die andere Richtung Symptome haben; oder, wenn

Sie von vornherein keine Beschwerden haben, die entsprechende Selbstbehandlung zur Prophylaxe anwenden möchten. Je nach Übung und Bewegungsebene wird die Anwendung »statisch«, d.h. ohne Bewegung oder »dynamisch«, mit Bewegung gezeigt. Wenn Sie ein gutes Körpergefühl entwickelt haben, können Sie die jeweilige Übung so ausführen, wie Sie Ihnen am angenehmsten ist, vorausgesetzt, Sie achten auf die Einhaltung der Regeln des Zilgrei-Systems.

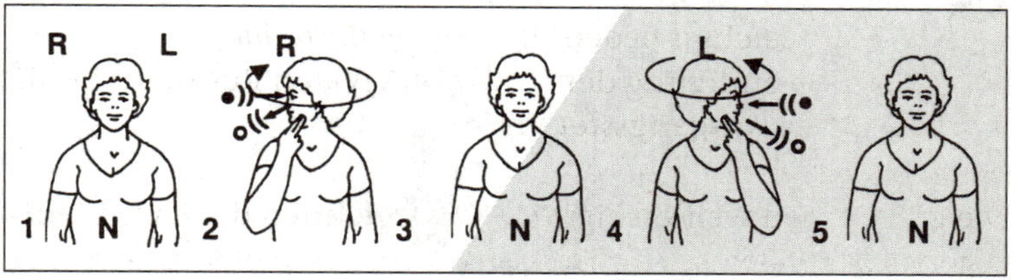

Schwan *Selbstbehandlung Nr. 154*

Die Selbstbehandlung SCHWAN wie auch die nachfolgende Selbstbehandlung EISVOGEL dienen der Förderung der Beweglichkeit der gesamten Wirbelsäule sowie der Entspannung der Muskulatur. *Ihre Anwendung vor der Ausführung jeglicher anderer Selbstbehandlungen ist daher angezeigt.* Bitte befolgen Sie diese Regel, denn nur so stellt sich der gewünschte Erfolg ein.

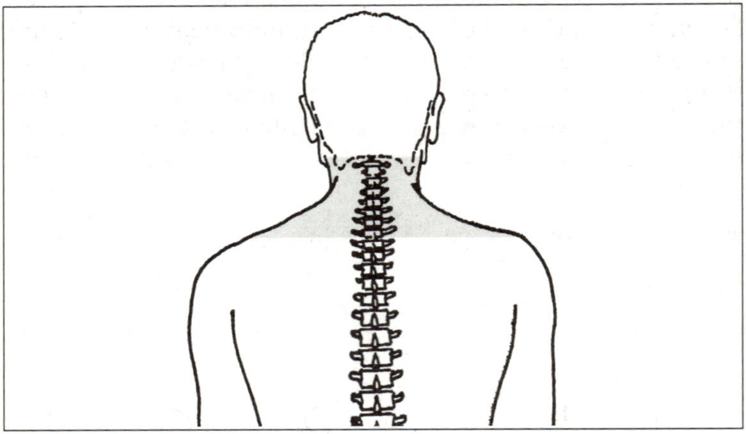

Die Wirkung der Selbstbehandlung SCHWAN erstreckt sich hauptsächlich auf die Halswirbelsäule. Sie dient dem Ausgleich des Tonus der paarigen Muskeln auf deren beiden Seiten. Dadurch verschwinden Blockierungen, Schmerzen und die eventuelle Kompression von Spinalnerven.

Der SCHWAN hilft bei Schmerzen und Beschwerden im Kopf- und Nackenbereich, bei Kopfschmerzen, steifem Hals, Schwindelgefühl, bei Migräne und Schmerzen, die vom Nacken in die Schultern und Arme ausstrahlen; bei eingeschlafenen Händen, knirschendem Geräusch, wenn man den Kopf dreht, und im Allgemeinen bei Verspanntheit in Nacken und Schultern und Schweregefühl im Kopf.

Bewegungsebene: Drehen des Kopfes auf der Horizontalebene.

Besondere Hinweise

Diese Selbstbehandlung erfolgt am besten im Sitzen, kann aber auch im Stehen und in Rückenlage ausgeübt werden. Die Bewegungen sollen langsam und flüssig sein. Es ist wichtig, dass Sie darauf achten, dass Sie nur den Kopf drehen, nicht aber die Schultern und den Oberkörper, die in ihrer neutralen Stellung (aufrecht und entspannt) bleiben sollen. Ebenso wichtig ist es, den Kopf in der erforderlichen Stellung zu halten, ohne die Halsmuskulatur zu verspannen. Deshalb halten Sie den Kopf wie abgebildet mit der Hand der Körperseite fest, auf der Sie arbeiten.

TEST vor Ausübung der Selbstbehandlung SCHWAN

Ausgangsstellung: Aufrecht und entspannt sitzen.

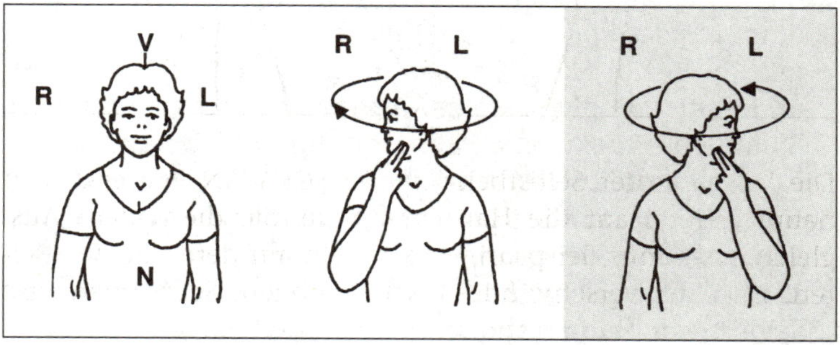

- Drehen Sie den Kopf langsam nach rechts (weiße Figur).
- Drehen Sie den Kopf in die Ausgangsstellung zurück.
- Drehen Sie den Kopf langsam nach links (graue Figur).

Testergebnis A

Wenn die Kopfdrehung nach *rechts* (weiße Figur) Unbehagen oder Schmerz verursacht oder verschlimmert, oder wenn diese Bewegung im Vergleich mit der anderen Seite eingeschränkt ist, führen Sie die Selbstbehandlung SCHWAN folgendermaßen aus:

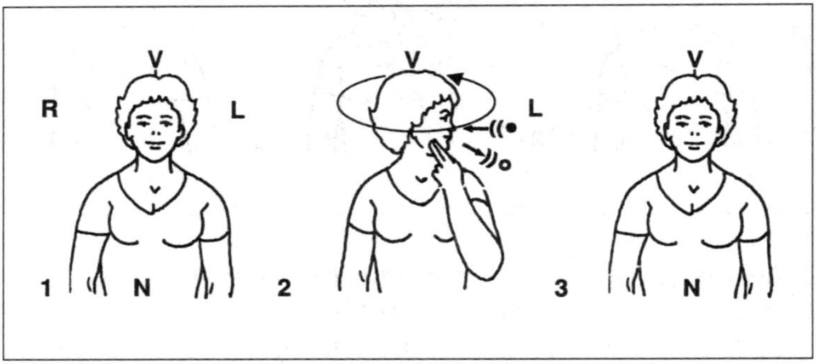

1. Ausgangsstellung: Aufrecht, aber entspannt sitzen.
2. Kopf langsam nach *links* bis an die mögliche Grenze drehen (kurz vor der Endstellung einhalten), nicht forcieren. Kopf mit der linken Hand festhalten. In dieser Stellung bleiben und fünf komplette Zilgrei-Atmungszyklen durchführen: Einatmen – 5 Sekunden Pause, ausatmen – 5 Sekunden Pause, insgesamt fünfmal wiederholen.
3. Nach Beendigung der 5 Atmungszyklen langsam in die Ausgangsstellung zurückkehren.
4. Zählen Sie zuerst im Kopf bis 5 und schließen Sie dann die Selbstbehandlung mit dem Kontrolltest ab.

Testergebnis B

Wenn die Kopfdrehung nach *links* (graue Figur) Unbehagen oder Schmerz verursacht oder verschlimmert, oder wenn diese

Bewegung im Vergleich mit der entgegengesetzten Seite eingeschränkt ist, führen Sie den SCHWAN wie folgt aus:

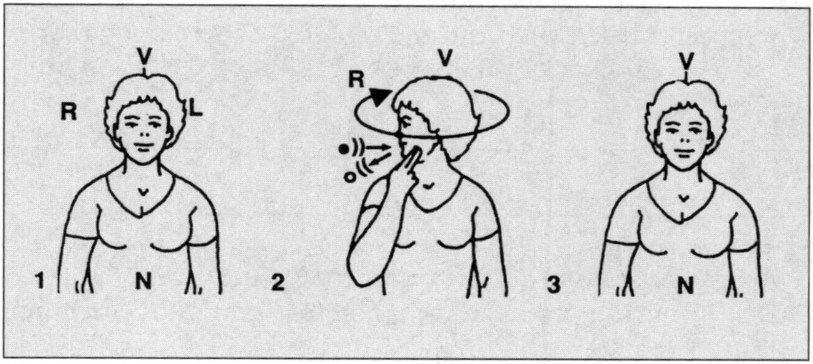

1. Ausgangsstellung: Aufrecht und entspannt sitzen.
2. Den Kopf langsam nach *rechts* bis an die mögliche Grenze drehen, ohne zu forcieren und ohne die Schmerzgrenze zu überschreiten. Mit der rechten Hand das Kinn festhalten. In dieser Stellung bleiben und 5 komplette Zilgrei-Atmungszyklen durchführen – Einatmen – 5 Sekunden Pause, ausatmen – 5 Sekunden Pause, insgesamt fünfmal wiederholen.
3. Nach Beendigung der 5 Atmungszyklen langsam in die Ausgangsstellung zurückkehren.
4. Zählen Sie zuerst im Kopf bis 5 und schließen Sie dann die Selbstbehandlung mit dem Kontrolltest ab.

Der SCHWAN zur Nachsorge und Prophylaxe

Wenn Sie bei der Bewegung weder in die eine noch in die andere Richtung Beschwerden oder Symptome haben, oder den SCHWAN zur Prophylaxe anwenden möchten, führen Sie ihn zwei- bis dreimal pro Woche aus, entsprechend der nachfolgenden allgemeinen Anwendungsform.

Allgemeine Anwendungsform

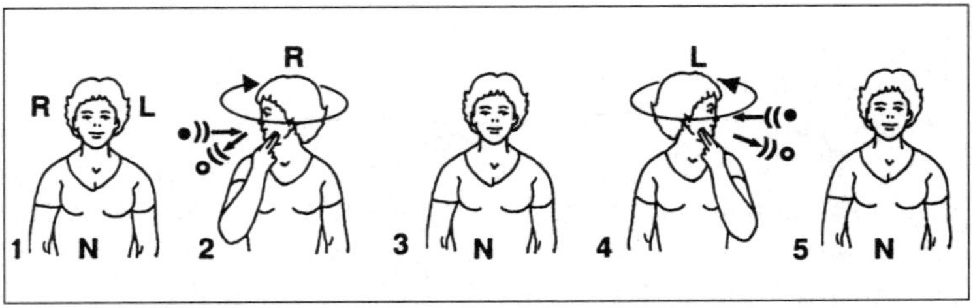

1. Ausgangsstellung, aufrecht und entspannt sitzen.
2. Den Kopf langsam nach rechts drehen und mit der rechten Hand festhalten.
   In dieser Stellung bleiben und 5 komplette Zilgrei-Atmungszyklen durchführen.
3. Nach Abschluss der 5 Atmungszyklen langsam in die Ausgangsstellung zurückkehren.
4. Jetzt den Kopf langsam bis an die mögliche Grenze nach *links* drehen und mit der linken Hand festhalten.
   In dieser Stellung bleiben und 5 komplette Zilgrei-Atmungszyklen durchführen.
5. Nach Abschluss der 5 Atmungszyklen langsam in die Ausgangsstellung zurückkehren.

Eisvogel

Selbstbehandlung Nr. 145

Die Selbstbehandlung EISVOGEL sowie die vorhergehende Selbstbehandlung SCHWAN bezwecken die Mobilisierung der Wirbelgelenke der gesamten Wirbelsäule sowie die Entspannung der Rückenmuskulatur. *Sie sollen deshalb immer vor Ausübung der anderen Selbstbehandlungen ausgeführt werden.* Die Beachtung dieser einfachen Regel ist ausschlaggebend für den Erfolg der Zilgrei-Selbstbehandlung.

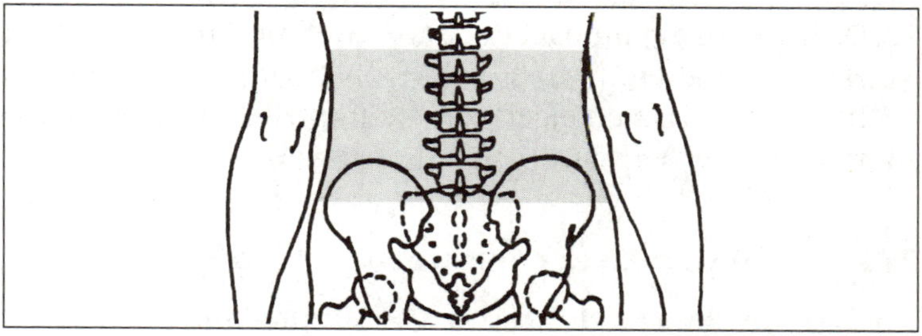

Die Selbstbehandlung EISVOGEL wirkt direkt auf die Lendenwirbelsäule und dient dem Ausgleich des Muskeltonus der Rückenmuskeln auf beiden Seiten der Wirbelsäule; sie beseitigt Blockierungen und damit verbundene Schmerzen sowie eine dadurch möglicherweise hervorgerufene Kompression der Spinalnerven.

Der EISVOGEL hilft bei Kreuz- und Lendenschmerzen, bei Ischias und neuralgischen Schmerzen mit Ausstrahlung in die Beine; bei Bewegungseinschränkungen in der Lendenwirbelsäule und bei Muskelverspannungen, die häufig auch stressbedingt sind.

Bewegungsebene: Drehen des Oberkörpers auf der Horizontalebene.

Besondere Hinweise

Bei der Selbstbehandlung EISVOGEL muss die Rückenmuskulatur trotz Drehung entlastet bleiben. Es sind die Hände, die die Stellung halten. Die Hand der Drehseite des Oberkörpers greift nach hinten und hält den Oberkörper in dieser Stellung fest. Das Gewicht nicht auf den Arm aufstützen, sondern sich nur festhalten, damit die Drehung während der Ausübung des EISVOGEL beibehalten wird. Den anderen Arm auf den gegenüberliegenden Oberschenkel legen. Forcieren Sie die Drehung des Oberkörpers nicht und bleiben Sie trotz Drehung aufrecht, jedoch entspannt sitzen, also nicht einsacken. Das Körpergewicht liegt auf beiden Gesäßbacken und den Schenkeln. Der Kopf bleibt aufrecht und gerade, das heißt, das Kinn zeigt auf die Mittellinie der Brust. Üben Sie diese Stellung erst einige Male, bevor Sie die Selbstbehandlung beginnen.

TEST vor Ausübung der Selbstbehandlung EISVOGEL

Ausgangsstellung für den Test: Aufrecht, aber nicht steif auf einer harten, nicht zu hohen Fläche sitzen; die Oberschenkel sollen möglichst parallel zum Boden sein. Füße fest auf den

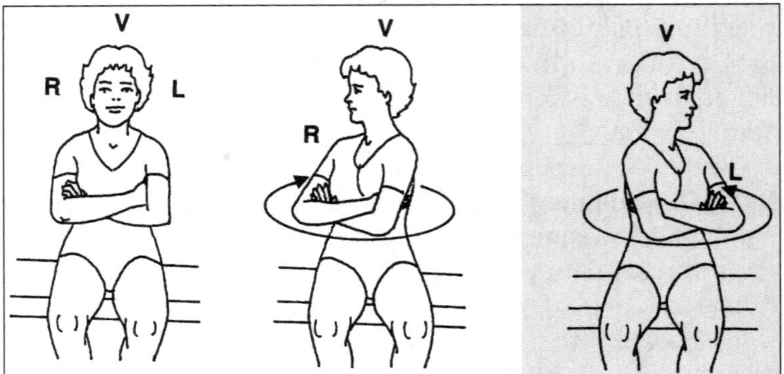

Boden aufstellen, Beine ganz leicht gespreizt, Arme locker über der Brust kreuzen, damit Sie Bewegungsfreiheit haben.

- Oberkörper langsam nach rechts drehen, ohne dabei die Knie zu verschieben (weiße Figur).
- In die Ausgangsstellung zurückkehren.
- Oberkörper langsam nach links drehen, Knie bleiben parallel (graue Figur).

Testergebnis A

Wenn Sie beim Drehen des Oberkörpers nach *rechts* (weiße Figur) Unbehagen oder Schmerzen verspüren, oder wenn bei dieser Bewegung Ihre Schmerzen zunehmen, oder wenn Ihre Bewegung im Vergleich zur Gegenseite eingeschränkt ist, führen Sie die Selbstbehandlung folgendermaßen aus:

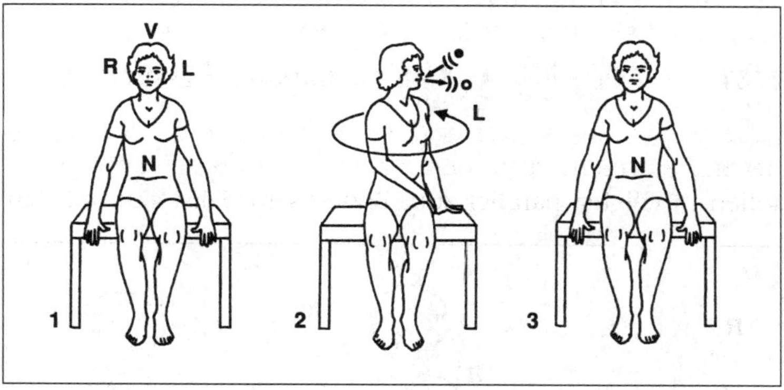

1. Ausgangsstellung: Aufrecht, aber nicht steif sitzen, Oberschenkel parallel zum Boden, Füße fest auf dem Boden, Knie leicht geöffnet.
2. Oberkörper langsam nach *links* bis an die mögliche Bewegungsgrenze drehen, ohne zu forcieren (Knie sind parallel und dürfen nicht verschoben sein); halten Sie sich mit der

linken Hand am hinteren Rand des Hockers fest, und legen Sie die rechte Hand auf den linken Oberschenkel. Richten Sie den Kopf geradeaus, mit dem Kinn über dem Brustbein. Bleiben Sie in dieser Stellung, und führen Sie 5 komplette Zilgrei-Atmungszyklen durch: Einatmen – 5 Sekunden Pause, ausatmen – 5 Sekunden Pause, insgesamt fünfmal wiederholen.

3. Nach Abschluss der 5 Atmungszyklen kehren Sie langsam in die Ausgangsstellung zurück.
4. Zählen Sie zuerst im Kopf bis 5 und schließen Sie dann die Selbstbehandlung mit dem Kontrolltest ab.

Testergebnis B

Wenn Sie beim Drehen des Oberkörpers nach *links* (graue Figur) Unbehagen oder Schmerz verspüren, oder wenn diese Bewegung bereits bestehende Schmerzen verschlimmert, oder wenn diese Bewegung im Vergleich zur Gegenseite eingeschränkt ist, üben Sie die Selbstbehandlung folgendermaßen aus:

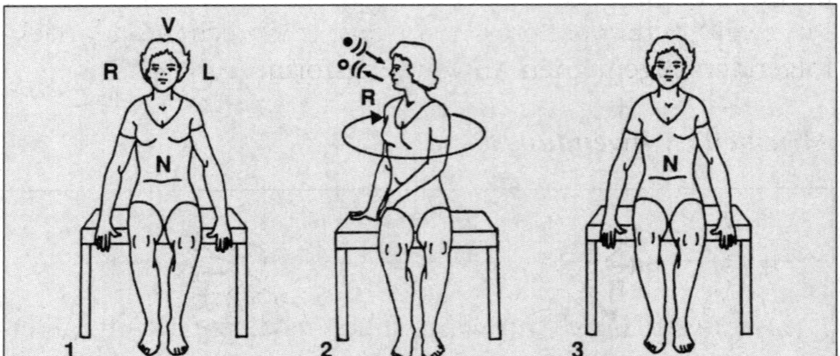

1. Ausgangsstellung: Aufrecht und entspannt sitzen, Oberschenkel parallel zum Boden, Füße fest auf dem Boden, Knie leicht geöffnet.

2. Oberkörper langsam nach *rechts* bis an die mögliche Bewegungsgrenze drehen, nicht forcieren (Knie sind parallel und dürfen nicht verschoben sein).
   Mit der rechten Hand an den hinteren Rand des Hockers greifen, linke Hand auf den rechten Oberschenkel legen. Kopf geradeaus richten, Kinn über dem Brustbein.
   In dieser Stellung bleiben und 5 komplette Zilgrei-Atmungszyklen durchführen: Einatmen – 5 Sekunden Pause, ausatmen – 5 Sekunden Pause, insgesamt fünfmal wiederholen.
3. Nach Beendigung der 5 Atmungszyklen langsam in die Ausgangsstellung zurückkehren.
4. Zählen Sie zuerst im Kopf bis 5 und schließen Sie dann die Selbstbehandlung mit dem Kontrolltest ab.

Der EISVOGEL zur Nachsorge und Prophylaxe

Wenn Sie bei der Bewegung weder in die eine noch in die andere Richtung Beschwerden oder Symptome haben, oder den EISVOGEL zur Prophylaxe anwenden möchten, führen Sie ihn zwei- bis dreimal pro Woche aus, entsprechend der nachfolgenden allgemeinen Anwendungsform.

Allgemeine Anwendungsform

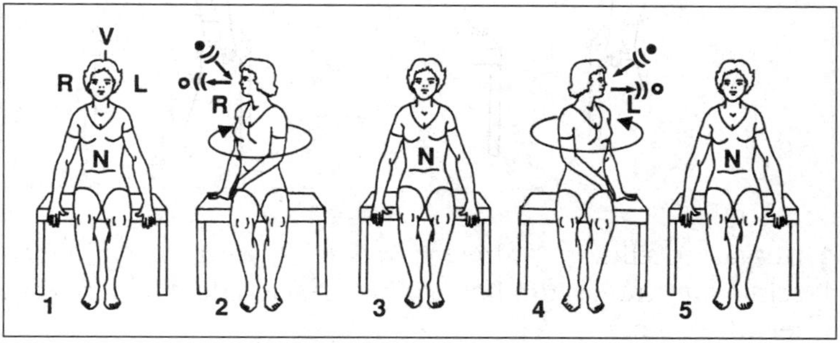

1. Ausgangsstellung.
2. Oberkörper langsam nach *rechts* bis an die mögliche Grenze drehen, ohne zu forcieren. Mit der rechten Hand am hinteren Hockerrand festhalten, linke Hand auf den rechten Oberschenkel legen. Kopf geradeaus richten, Kinn über dem Brustbein. In dieser Stellung bleiben und 5 komplette Zilgrei-Atmungszyklen durchführen: Einatmen – 5 Sekunden Pause, ausatmen – 5 Sekunden Pause, insgesamt fünfmal wiederholen.
3. Nach Abschluss der 5 Atmungszyklen langsam in die Ausgangsstellung zurückkehren.
4. Oberkörper langsam nach *links* bis an die mögliche Grenze drehen, ohne zu forcieren. Mit der linken Hand den hinteren Hockerrand festhalten und die rechte Hand auf den linken Oberschenkel legen. Kopf geradeaus richten, Kinn über dem Brustbein. 5 komplette Zilgrei-Atmungszyklen durchführen: Einatmen – 5 Sekunden Pause, ausatmen – 5 Sekunden Pause, insgesamt fünfmal wiederholen.
5. Nach Abschluss der 5 Atmungszyklen kehren Sie langsam in die Ausgangsstellung zurück.

Adler

Selbstbehandlung Nr. 36

Die Selbstbehandlung ADLER dient der Linderung und Beseitigung von Beschwerden in der gesamten Wirbelsäule, weil Beweglichkeit und Elastizität der Wirbelgelenke gefördert werden.

Sie wird auch eingesetzt bei Kreuzschmerzen mit Ausstrahlung in die Beine, bei Ischias und ähnlichen neuralgischen Beschwerden.

Außerdem dient der ADLER dem Ausgleich des Tonus der Rückenmuskulatur, der Beseitigung von Blockierungen und einer damit möglicherweise einhergehenden Kompression von Spinalnerven.

Bei täglicher Anwendung sorgt der ADLER einerseits für Entspannung, andererseits für die Spannkraft des gesamten Organismus; er regt die Blutzirkulation an und bringt Erleichterung bei Stress und Schlafstörungen.

Bewegungsebene: Entgegengesetztes Drehen der Beine und des Kopfes auf der Horizontalebene.

Besondere Hinweise

Die Selbstbehandlung ADLER muss auf einer einigermaßen harten Unterlage durchgeführt werden, etwa auf Teppichboden. Die Bewegungen müssen langsam und sanft sein; Schultern und Arme dürfen sich nicht vom Boden abheben, die Handflächen zeigen nach oben. Der Kopf wird normalerweise in die entgegengesetzte Richtung zu den Beinen gedreht, kann aber auch in die gleiche Richtung gedreht werden, wenn das angenehmer ist. Verursacht die Kopfdrehung Schmerzen, drehen Sie nur die Beine und lassen den Kopf gerade liegen. Beim Drehen der Beine liegen die Knöchel aneinander; die Beine also nicht spreizen. Die Beine sollen entspannt aufeinander liegen, deshalb legen Sie ein Kissen oder eine Rolle darunter, wenn Sie nicht bis an die Endstellung kommen.

TEST vor Ausübung der Selbstbehandlung ADLER

Ausgangsstellung beim Test: In Rückenlage auf dem Boden (Abb. a), Beine anwinkeln, Knöchel liegen aneinander, Füße sind flach auf dem Boden, die Arme in einem Winkel von ca. 45 Grad vom Körper entfernt mit den Handflächen gegen die Decke gedreht (Abb. a1).

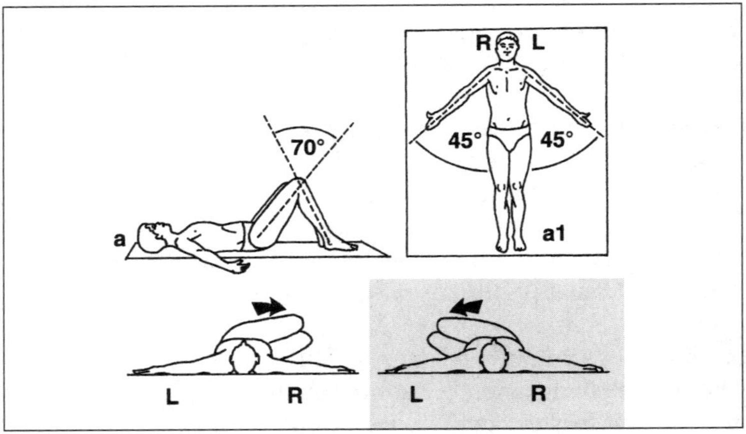

- Lassen Sie die Beine langsam nach rechts fallen (weiße Figur) und testen Sie in dieser Stellung die Kopfdrehung nach links und rechts.
- Kehren Sie in die Ausgangsstellung zurück.
- Lassen Sie die Beine langsam nach links fallen (graue Figur) und testen Sie in dieser Stellung die Kopfdrehung nach rechts und links.

Testergebnis A

Wenn bei der Bewegung der Beine nach *rechts* (weiße Figur) Unbehagen oder Schmerzen auftreten, bereits vorhandener Schmerz zunimmt oder die Bewegung im Vergleich zur entgegengesetzten Seite eingeschränkt ist, führen Sie die Selbstbehandlung ADLER folgendermaßen aus:

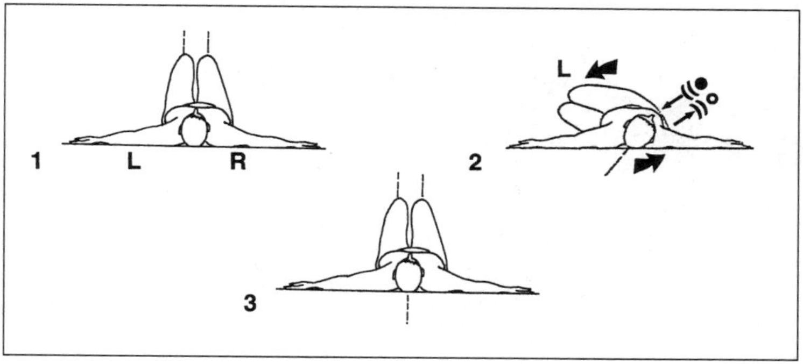

1. Ausgangsstellung: Rückenlage, Beine ca. 70 Grad angewinkelt, Füße flach auf dem Boden, Knöchel aneinander, Arme vom Körper entfernt.
2. Beine bis an die mögliche Grenze nach *links* fallen lassen, nicht forcieren, nur die Schwerkraft wirken lassen. Den Kopf nach *rechts* oder in die angenehmste Stellung drehen. Bleiben Sie auf der Horizontalebene! Bleiben Sie in dieser Stellung, und führen Sie 5 komplette Zilgrei-Atmungszyklen durch: Einatmen – 5 Sekunden Pause, ausatmen – 5 Sekunden Pause, insgesamt fünfmal wiederholen.
3. Nach Beendigung der 5 Atmungszyklen kehren Sie langsam mit dem Kopf und den Beinen in die Ausgangsstellung zurück.
4. Zählen Sie zuerst im Kopf bis 5 und schließen Sie dann die Selbstbehandlung mit dem Kontrolltest ab.

Testergebnis B

Wenn beim Test Ihre Beschwerden bzw. die Bewegungseinschränkung beim Fallenlassen der Beine nach *links* (graue Figur) auftreten, führen Sie die Selbstbehandlung folgendermaßen aus:

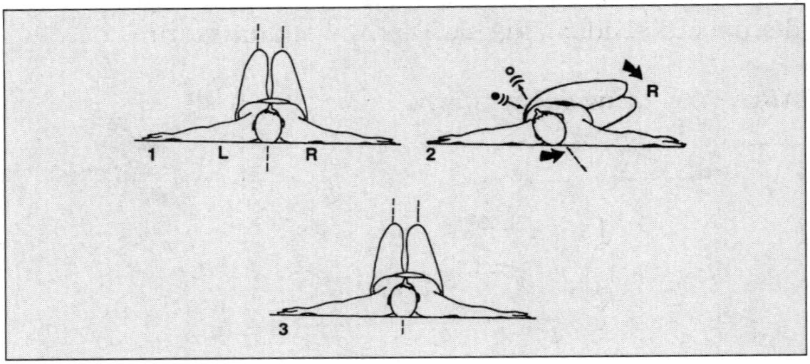

1. Ausgangsstellung: Rückenlage, Beine ca. 70 Grad angewinkelt, Füße flach auf dem Boden, Arme abgespreizt.
2. Beine langsam nach *rechts* fallen lassen, bis an die mögliche Grenze, nicht forcieren, nur die Schwerkraft wirken lassen. Den Kopf nach *links* oder in die für Sie bequemste Richtung drehen. Auf der Horizontalebene bleiben! Bleiben Sie in dieser Stellung, und führen Sie 5 komplette Zilgrei-Atmungszyklen durch: Einatmen – 5 Sekunden Pause, ausatmen – 5 Sekunden Pause, insgesamt fünfmal wiederholen.
3. Nach Beendigung der 5 Atmungszyklen kehren Sie langsam in die Ausgangsstellung zurück.
4. Zählen Sie zuerst im Kopf bis 5 und schließen Sie dann die Selbstbehandlung mit dem Kontrolltest ab.

Der ADLER zur Nachsorge und Prophylaxe

Wenn Sie bei der Bewegung weder in die eine noch in die andere Richtung Beschwerden oder Symptome haben, oder den ADLER zur Nachsorge oder Vorbeugung anwenden möchten, führen Sie ihn zwei- bis dreimal pro Woche aus, entsprechend der nachfolgenden allgemeinen Anwendungsform.

Allgemeine Anwendungsform

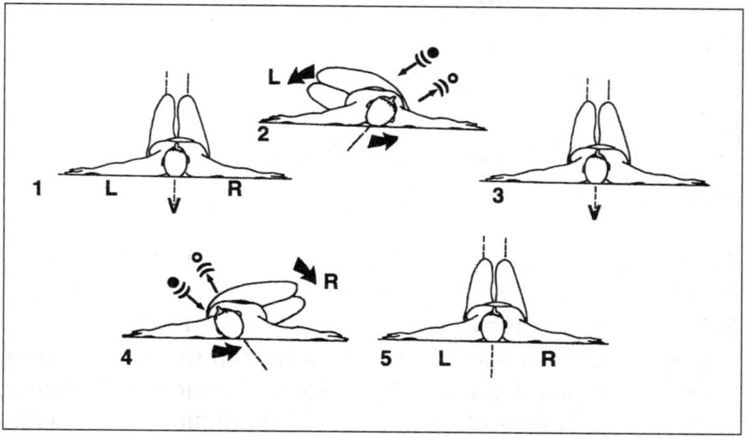

1. Ausgangsstellung.
2. Beine langsam nach *links* fallen lassen, ohne zu forcieren, nur die Schwerkraft wirken lassen, Knöchel aneinander halten. *Gleichzeitig* den Kopf nach *rechts* drehen. In dieser Stellung bleiben und 5 komplette Zilgrei-Atmungszyklen durchführen: Einatmen – 5 Sekunden Pause, ausatmen – 5 Sekunden Pause, fünfmal wiederholen.
3. Nach Beendigung der 5 Atmungszyklen kehren Sie langsam in die Ausgangsstellung zurück. Zählen Sie bis 5.

4. Nun lassen Sie die Beine nach *rechts* fallen und drehen *gleichzeitig* den Kopf nach *links*. Auch diesmal nicht forcieren, nur die Schwerkraft wirken lassen und die Knöchel aneinander halten. In dieser Stellung bleiben und 5 komplette Zilgrei-Atmungszyklen durchführen.
5. Nach Beendigung der 5 Atmungszyklen kehren Sie langsam in die Ausgangsstellung zurück.

Kranich

Selbstbehandlung Nr. 100

Die Selbstbehandlung KRANICH haben wir ausführlich in unserem ersten Buch *Neue Hoffnung Zilgrei* beschrieben. Hier finden Sie nun eine vereinfachte Form, die aber auch sehr wirksam ist. Der KRANICH dient der Linderung und Beseitigung von Beschwerden im Kreuz-Lendenbereich und im Becken. Er hilft bei Rückenschmerzen, unter Umständen mit Ausstrahlung in die Gesäßhälften, in die Leistengegend und in die Beine (Ischias) und wird zur Korrektur des scheinbar kürzeren Beins eingesetzt.

Bewegungsebene: Schritt nach vorn auf der Sagittalebene.

Besondere Hinweise

Die Selbstbehandlung KRANICH wird ohne Schuhe durchgeführt. Sie stehen dabei aufrecht und entspannt in der Nähe eines Tisches oder einer Stuhllehne, damit Sie sich mit der Hand festhalten können und im Gleichgewicht bleiben. Sie machen einen normalen Schritt nach vorn, weder zu lang noch zu kurz, und drücken dabei die Beine leicht durch; sie wirken auf das Becken als Hebel. Bei korrekter Anwendung verspüren Sie meist ein leichtes Ziehen in der Wade des hinten stehenden Beins. Das ist normal, darf aber kein Schmerz sein. Wenn das der Fall ist, verändern Sie die Schrittlänge. Das Gewicht ist gleichmäßig auf beide Füße verteilt, die Lotlinie verläuft in der Mitte, zwischen den Beinen. Der Blick ist nach vorn gerichtet, wie auch das Becken und der Rumpf, die nicht gedreht sein dürfen.

Die Selbstbehandlung KRANICH wird nur einmal pro Tag durchgeführt.

Unsere Beobachtungen haben gezeigt, dass bei dem weitaus größten Teil von Rechtshändern die KRANICH-Stellung mit dem linken Bein vorn und dem rechten Bein hinten angezeigt ist. Verlassen Sie sich jedoch auf jeden Fall auf Ihr Testergebnis. Testen Sie sich, wie bei allen Selbstbehandlungen, vor jeder Anwendung und führen Sie den KRANICH entsprechend aus.

TEST vor Ausführung der Selbstbehandlung KRANICH

Ausgangsstellung beim Test: Ohne Schuhe, aufrecht und entspannt neben einem Tisch oder Stuhl stehen.

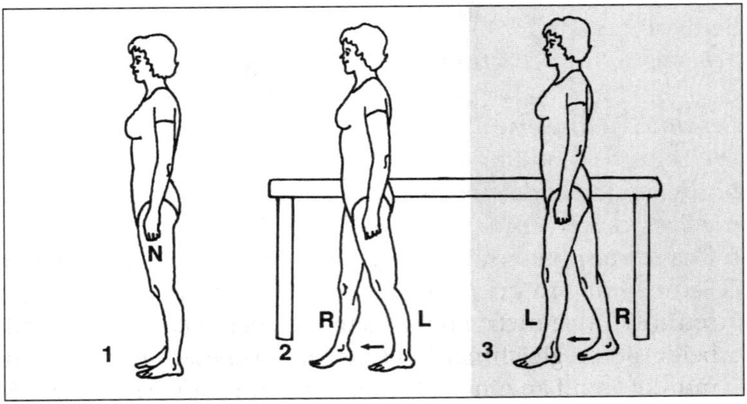

- Einen normalen Schritt mit dem rechten Bein nach vorn machen, linkes Bein hinten stehen lassen und Ferse nicht vom Boden abheben. Gewicht gleichmäßig auf beide Beine verteilen (weiße Figur).
- In die Ausgangsstellung zurückkehren.
- Mit dem linken Bein einen Schritt nach vorn machen, rechtes Bein hinten stehen lassen und Ferse nicht vom Boden abheben. Gewicht gleichmäßig auf beide Beine verteilen (graue Figur).

Testergebnis A

Wenn der Schritt mit dem *rechten* Bein nach vorn (weiße Figur) Beschwerden oder Schmerzen verursacht oder verschlimmert, führen Sie die Selbstbehandlung folgendermaßen aus:

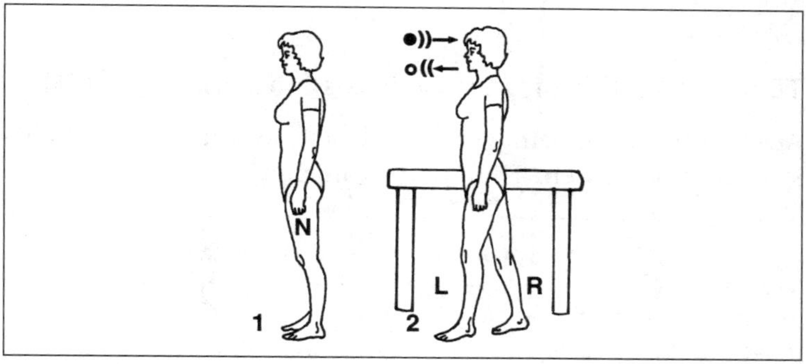

1. Ausgangsstellung: Ohne Schuhe, aufrecht und entspannt neben einem Tisch oder einer Stuhllehne stehen.
2. Einen normalen, nicht zu großen Schritt mit dem *linken* Bein nach vorn machen, das rechte Bein hinten stehen lassen und Ferse nicht vom Boden abheben. Das Gewicht auf beide Beine gleichmäßig verteilen. In dieser Stellung sich mit der Hand an einem Tisch oder Stuhl stabilisieren und 5 komplette Zilgrei-Atmungszyklen durchführen: Einatmen – 5 Sekunden Pause, ausatmen – 5 Sekunden Pause, insgesamt fünfmal wiederholen.
3. Nach Abschluss der 5 Atmungszyklen einige Schritte nach vorn machen und normal atmen.
4. Als Abschluss machen Sie den Kontrolltest.

Testergebnis B

Wenn Ihre Beschwerden oder Schmerzen auftreten oder sich verschlimmern, wenn Sie das *linke* Bein nach vorn stellen (graue Figur), führen Sie die Selbstbehandlung folgendermaßen aus:

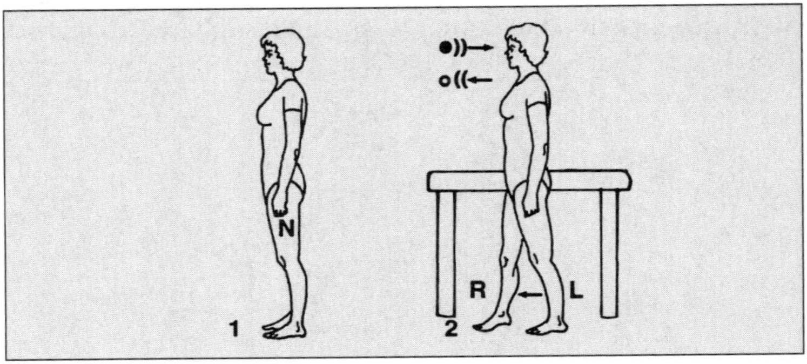

1. Ausgangsstellung: Ohne Schuhe, aufrecht und entspannt neben einem Tisch oder einer Stuhllehne stehen.
2. Mit dem *rechten* Bein einen normalen, nicht zu langen Schritt nach vorn machen (graue Figuren), das linke Bein hinten stehen lassen und Ferse nicht vom Boden abheben. Das Gewicht auf beide Beine gleichmäßig verteilen. In dieser Stellung bleiben und 5 komplette Zilgrei-Atmungszyklen durchführen: Einatmen – 5 Sekunden Pause, ausatmen – 5 Sekunden Pause, insgesamt fünfmal wiederholen.
3. Nach den 5 Atmungszyklen einige Schritte nach vorn gehen und normal atmen.
4. Als Abschluss machen Sie den Kontrolltest.

Der KRANICH zur Nachsorge und Prophylaxe

Die einseitige Körperbelastung begleitet uns das Leben lang. Deshalb ist es vernünftig, dessen schädlichen Auswirkungen vorzubeugen, indem man eine Anwendung für den Beckenausgleich zwei- bis dreimal pro Woche ausführt, je nach der einseitigen Belastung durch Arbeitsabläufe oder sportliche Betätigung. Dafür eignen sich die Selbstbehandlungen KRANICH, PERLHUHN und ORTOLAN. Achtung, diese werden, auch zur Prophylaxe, IMMER NUR EINSEITIG ausgeführt, denn sie sind der Ausgleich zur einseitigen Körperbelastung.

Kiebitz *Selbstbehandlung Nr. 152*

Der KIEBITZ wirkt hauptsächlich auf die Lendenwirbelsäule. Sie lindert und beseitigt Kreuzschmerzen, Ischias, Hexenschuss, Arthrose und Bandscheibenbeschwerden im Lendenbereich. Außerdem dient sie der Wiederherstellung der Beweglichkeit der Lendenwirbelsäule. Besonders hilfreich ist der KIEBITZ für Menschen, die Schwierigkeiten beim Hinsetzen und Aufstehen haben.

Bewegungsebene: Bewegung des Körpers auf der Sagittalebene beim Aufstehen und Hinsetzen.

Besondere Hinweise

Der Übergang vom Stehen zum Sitzen und umgekehrt ist bei Rückenproblemen oft sehr schmerzhaft. Der KIEBITZ hilft, diesen Schmerzmoment zu überbrücken, durch Hinzunahme der Zilgrei-Atmung und durch die Entlastung der Lendenwirbelsäule. Sowohl beim Hinsetzen als auch beim Aufstehen sollten Sie so viel Gewicht wie möglich in Ihre Schultern und Ihre Beine nehmen, um den Rücken zu entlasten. Stützen Sie sich deshalb mit den Händen auf den Oberschenkeln ab und machen Sie dabei den Rücken lang. Wenn Sie einen Stuhl mit Armlehnen haben, dann stützen Sie beim Hinsetzen und Aufstehen das Gewicht darauf ab. Spreizen Sie die Beine etwas weiter als hüftbreit, damit Sie einen sicheren Stand haben. Achten Sie besonders auf die korrekte Koordinierung der Atemphasen mit den entsprechenden Bewegungen, das heißt, nur beim Ausatmen hinsetzen und beim Einatmen aufstehen.

TEST vor Ausführung der Selbstbehandlung KIEBITZ

Ausgangsstellung beim Test: Aufrecht und entspannt mit etwas gespreizten Beinen vor einem nicht zu niedrigen Stuhl mit harter Sitzfläche stehen.

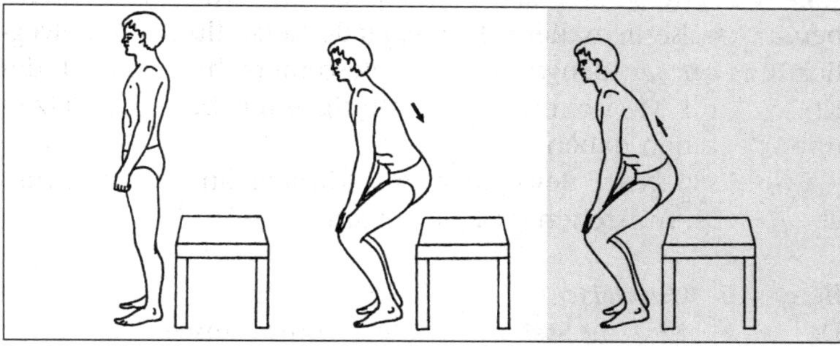

- Setzen Sie sich langsam hin (weiße Figur)
- Stehen Sie langsam auf (graue Figur)

Testergebnis A

Wenn Sie beim *Hinsetzen* (weiße Figur) Unbehagen oder Schmerzen verspüren, oder wenn dabei Ihre bereits bestehenden Schmerzen zunehmen, führen Sie die Selbstbehandlung folgendermaßen aus:

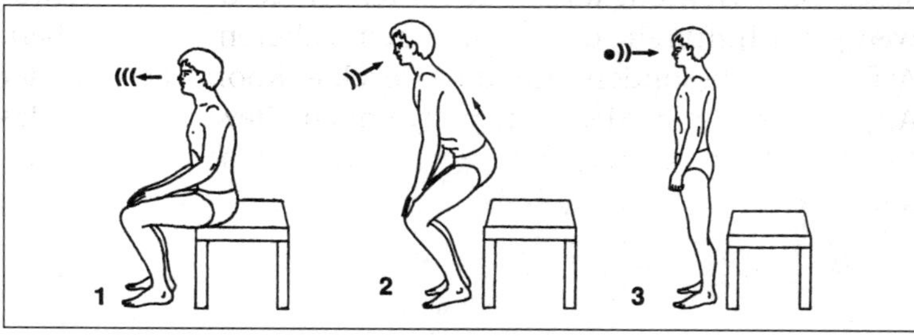

1. Ausgangsstellung. Sitzen Sie aufrecht und entspannt auf einem Stuhl mit harter Fläche. Atmen Sie aus (Bauch rein).
2. *Während* Sie einatmen (Bauch raus), stehen Sie auf. Nehmen Sie so viel Ihres Körpergewichts wie möglich in die Schultern, indem Sie sich mit den Händen auf den Schenkeln abstützen.
3. Machen Sie im Stehen eine Pause von 5 Sekunden mit gefüllter Lunge.

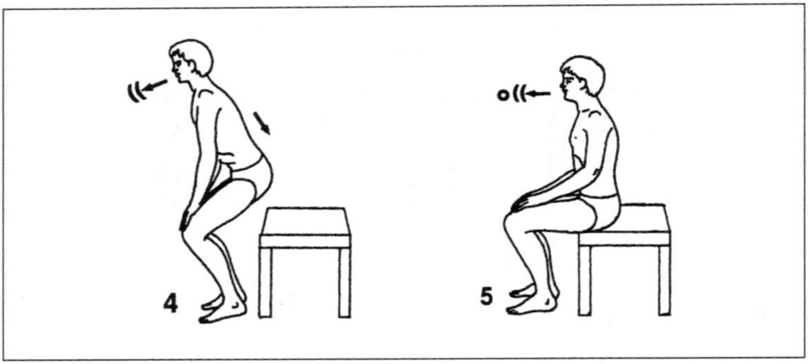

4. *Während* Sie ausatmen (Bauch rein), setzen Sie sich hin, indem Sie das Körpergewicht wieder mit den Händen auf den Oberschenkeln abstützen.
5. Machen Sie eine Pause von 5 Sekunden mit entleerter Lunge. Wiederholen Sie den Vorgang (s. Seite 107f., Abb. 1–5) insgesamt fünfmal.

Testergebnis B

Wenn Ihre Schmerzen oder Beschwerden beim *Aufstehen* (graue Figur) auftreten oder sich verschlimmern, führen Sie die Selbstbehandlung wie folgt aus:

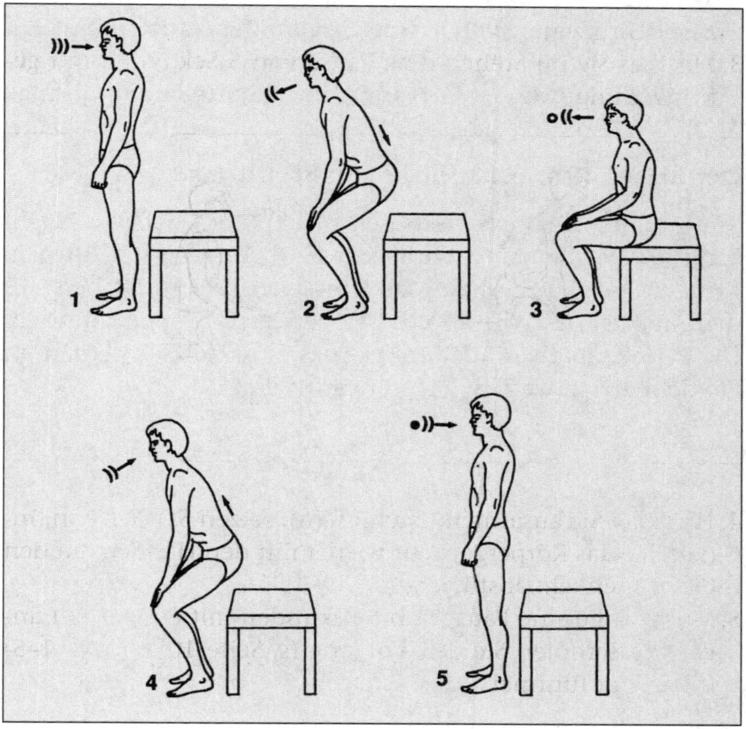

1. Ausgangsstellung: Aufrecht und entspannt mit leicht gespreizten Beinen stehen. Atmen Sie ein (Bauch raus).
2. *Während* Sie ausatmen (Bauch rein), setzen Sie sich hin, indem Sie das Körpergewicht so weit wie möglich mit den Händen auf den Oberschenkeln abstützen.

3. Machen Sie im Sitzen eine Pause von 5 Sekunden mit entleerter Lunge.
4. *Während* Sie einatmen (Bauch raus), stehen Sie auf und stützen sich dabei wieder mit den Händen auf den Oberschenkeln ab.
5. Machen Sie im Stehen eine 5-Sekunden-Pause mit voller Lunge.

   Wiederholen Sie den Vorgang (Abb. 1–5) insgesamt fünfmal.

Der KIEBITZ zur Nachsorge und Prophylaxe

Wer anfällig für Rückenschmerzen ist, muss sich zur Nachsorge und Vorbeugung schonende Bewegungsmuster zulegen. Machen Sie sich deshalb das Hinsetzen und Aufstehen mit den Atemphasen, wie im KIEBITZ gezeigt, zur Angewohnheit: Die Wirbelsäule wird dadurch entlastet und Beschwerden im Lendenbereich werden leichter verhindert.

Sumpfohreule *Selbstbehandlung Nr. 4602*

Die SUMPFOHREULE hilft bei Beschwerden der gesamten Wirbelsäule. Sie wirkt besonders gut bei Schmerzen in der Lendenwirbelsäule, im Becken und im Übergang von der Lendenwirbelsäule zum Kreuzbein. Die gesamte Wirbelsäule wird beweglicher, mögliche Blockierungen und Muskelverspannungen werden beseitigt. Besonders nach langem Stehen und Laufen ist die SUMPFOHREULE Balsam für das schmerzende Kreuz.

Bewegungsebene: Bewegung der Beine auf der Sagittalebene im Liegen.

Besondere Hinweise

Diese Selbstbehandlung erfordert keinen besonderen Test. Wichtig ist nur, dass Ihnen die erforderliche Stellung weder Unbehagen noch Beschwerden verursacht.

Legen Sie sich am besten auf den Boden oder zumindest auf eine nicht zu weiche Fläche. Kopf und Schultern dürfen sich während der gesamten Selbstbehandlung *nicht* abheben. Wenn für Sie die Stellung der Arme beschwerlich ist, nehmen Sie ein genügend langes Handtuch, ziehen Sie es unter den Knien durch, halten Sie die Handtuchenden mit den Händen fest und ziehen Sie damit die Beine zu sich heran.

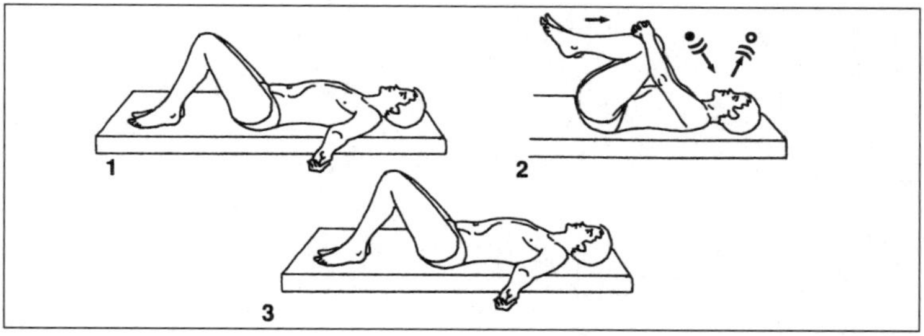

1. Ausgangsstellung: Legen Sie sich auf den Rücken, und winkeln Sie die Beine so weit wie möglich an, ohne die Füße vom Boden abzuheben. Dabei liegen die Füße möglichst nah am Gesäß.
2. Winkeln Sie nun die Beine weiter an, heben Sie sie vom Boden ab, und umfassen Sie die Knie mit den Händen. Halten Sie diese Stellung, achten Sie darauf, dass Kopf und Schultern aufliegen und Sie möglichst entspannt sind. Führen Sie 5 komplette Zilgrei-Atmungszyklen durch: Einatmen – 5 Sekunden Pause, ausatmen – 5 Sekunden Pause, insgesamt fünfmal wiederholen.
3. Nach Abschluss der 5 Atmungszyklen stellen Sie die Beine ab und strecken Sie sie langsam aus.

Sie können die SUMPFOHREULE variieren, indem Sie bei jedem Einatmen die herangezogenen Beine etwas locker lassen und sie beim Ausatmen wieder an sich heranziehen, und diesen Rhythmus fünfmal wiederholen.

Die SUMPFOHREULE zur Nachsorge und als Prophylaxe

Als Prophylaxe und zur Erhaltung Ihres wiedergewonnenen Gesundheitszustandes führen Sie die Selbstbehandlung zwei- bis dreimal pro Woche aus.

Krähe *Selbstbehandlung Nr. 13*

Diese Selbstbehandlung wirkt auf die gesamte Wirbelsäule, insbesondere auf den Lendenbereich. Sie hilft gegen Kreuz-, Lenden- und Beckenschmerzen, gegen Ischias und Hexenschuss, Bandscheibenprobleme, Schmerzen in den Ileosakralgelenken und bei Steifheit in der gesamten Wirbelsäule.

Tägliche Anwendung als Prophylaxe stärkt die Bauchmuskulatur, regt die Darmtätigkeit und Verdauung an und verleiht dem gesamten Organismus ein Gefühl von Vitalität und Spannkraft.

Bewegungsebene: Nach oben und nach unten Durchdrücken des Kreuzes auf der Sagittalebene.

Besondere Hinweise

Die Selbstbehandlung wird im Vierfüßlerstand ausgeführt. Oberschenkel und Arme befinden sich möglichst im rechten Winkel zum Boden. Die Bewegungen müssen sanft und flüssig sein und sollen möglichst so wie dargestellt mit den Atmungsphasen verbunden werden. Der gesamte Vorgang muss so entspannt wie möglich sein. Legen Sie ein zusammengerolltes Handtuch unter die Fußgelenke, falls Sie dort Spannung verspüren, und eine Decke oder ein kleines Kissen unter die Knie, wenn diese schmerzen.

TEST vor Ausübung der Selbstbehandlung KRÄHE

Ausgangsstellung für den Test: Im Vierfüßlerstand, Beine und Arme rechtwinklig zum Boden, Knie leicht geöffnet, Hände entweder flach oder als Faust auf dem Boden aufgestützt, Kopf in einer Linie mit der Wirbelsäule.

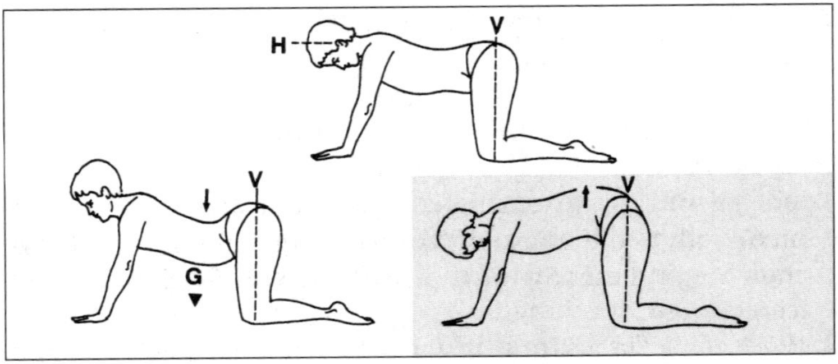

- Sanft und entspannt ein Hohlkreuz machen (weiße Figur).
- In die neutrale Stellung zurückkehren.
- Sanft und entspannt einen Katzenbuckel machen (graue Figur).

Testergebnis A

Wenn Sie beim *Hohlkreuz* (weiße Figur) Unbehagen oder Schmerzen verspüren, wenn sich Ihre vorhandenen Schmerzen dabei verschlimmern oder diese Bewegung stark eingeschränkt ist, führen Sie die Selbstbehandlung folgendermaßen aus:

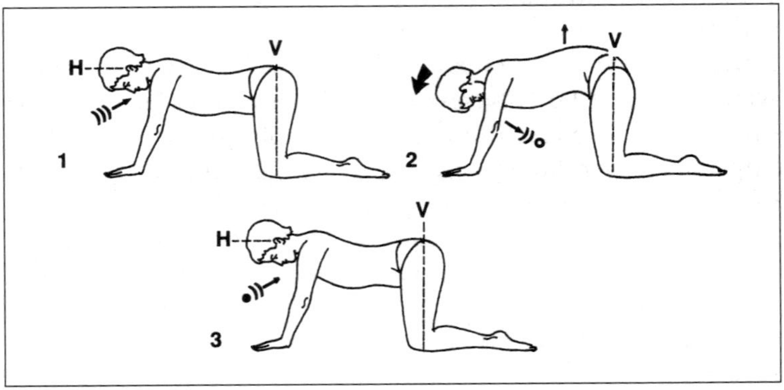

1. Ausgangsstellung: Im Vierfüßlerstand, Beine und Arme rechtwinklig zum Boden, Kopf in einer Linie mit dem Rücken. Atmen Sie ein (Bauch raus).
2. *Während* Sie vollkommen ausatmen (Bauch rein), machen Sie einen Katzenbuckel und lassen den Kopf locker nach unten fallen. (Es ist wichtig, dass der Kopf locker hängt und nicht durch die Nackenmuskeln festgehalten wird.) Machen Sie in dieser Stellung eine Pause von 5 Sekunden mit leerer Lunge.
3. *Während* Sie langsam einatmen (Bauch raus), gehen Sie mit dem Kreuz und dem Kopf in die Ausgangsstellung zurück; machen Sie in dieser Stellung eine Pause von 5 Sekunden mit voller Lunge.
   Wiederholen Sie den Vorgang (Abb. 2 und 3) insgesamt fünfmal.
4. Zählen Sie zuerst im Kopf bis 5 und schließen Sie dann die Selbstbehandlung mit dem Kontrolltest ab.
   Wenn Sie es vorziehen, diese Selbstbehandlung statisch, d.h. ohne Bewegung zu machen, dann machen Sie den Katzenbuckel wie beschrieben, führen in dieser Stellung 5 Atmungszyklen durch und schließen die Anwendung mit dem Kontrolltest ab.

Testergebnis B

Wenn sich Ihre Beschwerden beim *Katzenbuckel* (graue Figur) einstellen oder verschlimmern, wenn Sie dabei Unbehagen empfinden oder die Bewegung stark eingeschränkt ist, führen Sie die Selbstbehandlung folgendermaßen aus:

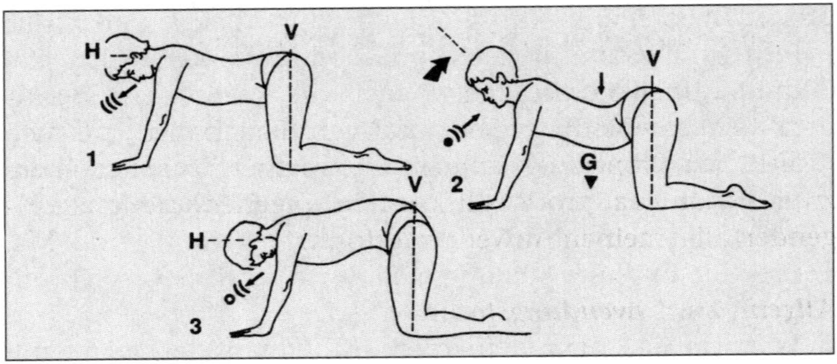

1. Ausgangsstellung: Im Vierfüßlerstand, Arme und Oberschenkel rechtwinklig zum Boden, Kopf in einer Linie mit dem Rücken. Atmen Sie aus (Bauch rein).
2. *Während* Sie langsam einatmen (Bauch raus), gehen Sie sanft ins Hohlkreuz und gleichzeitig mit dem Kopf nach hinten. Machen Sie in dieser Stellung mit voller Lunge eine Pause von 5 Sekunden.
3. *Während* Sie vollkommen ausatmen (Bauch rein), kehren Sie langsam in die Ausgangsstellung zurück und machen nun in dieser Stellung eine Pause von 5 Sekunden mit leerer Lunge.

   Wiederholen Sie den Vorgang (Abb. 2 und 3) insgesamt fünfmal.
4. Zählen Sie zuerst im Kopf bis 5 und schließen Sie dann die Selbstbehandlung mit dem Kontrolltest ab.

   Wenn Sie es vorziehen, diese Selbstbehandlung statisch, d.h. ohne Bewegung zu machen, dann machen Sie das Hohlkreuz wie beschrieben, führen in dieser Stellung 5 Atmungszyklen durch und schließen die Anwendung mit dem Kontrolltest ab.

Die KRÄHE zur Nachsorge und Prophylaxe

Wenn Sie bei der Bewegung weder in die eine noch in die andere Richtung Beschwerden oder Symptome haben, oder die KRÄHE zur Prophylaxe anwenden möchten, führen Sie sie zwei- bis dreimal pro Woche aus, entsprechend der nachfolgenden allgemeinen Anwendungsform.

Allgemeine Anwendungsform

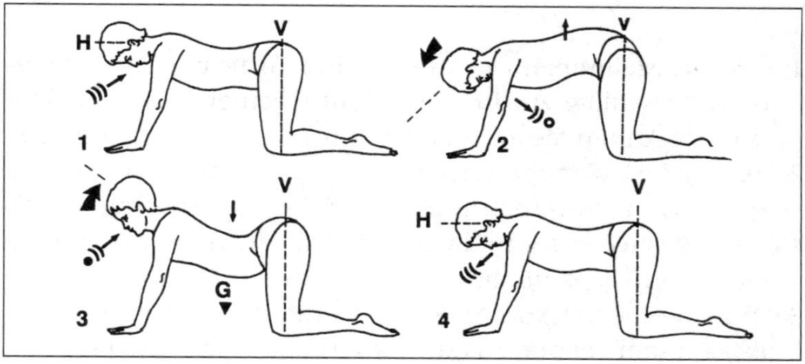

1. Ausgangsstellung. Atmen Sie ein (Bauch raus).
2. *Während* Sie vollkommen ausatmen (Bauch rein), machen Sie einen Katzenbuckel und lassen *gleichzeitig* den Kopf sanft nach unten fallen, ohne ihn mit den Nackenmuskeln festzuhalten. Machen Sie 5 Sekunden Pause mit leerer Lunge.
3. *Während* Sie einatmen (Bauch raus), gehen Sie langsam und sanft ins Hohlkreuz und strecken *gleichzeitig* den Kopf nach hinten. Halten Sie die Luft 5 Sekunden lang an.
   Wiederholen Sie den Vorgang (Abb. 2 und 3) insgesamt fünfmal.
4. Zum Abschluss, während Sie ausatmen (Bauch rein), kehren Sie in die Ausgangsstellung zurück.

Ortolan *Selbstbehandlung Nr. 913*

Die Selbstbehandlung ORTOLAN dient der Linderung und Beseitigung von Schmerzen und Beschwerden im Kreuz-Lendenbereich und im Becken; sie wirkt außerdem sehr gut bei Ischias sowie im Bereich der Ileosakralgelenke und zur Behebung des scheinbar kürzeren Beins.

Bewegungsebene: Hängen lassen des Beins auf der Sagittalebene

Besondere Hinweise

Die Liegefläche muss in erster Linie Sicherheit bieten und darf nicht Gefahr laufen zu kippen oder zu brechen. Sie muss einigermaßen hart sein und hoch genug, damit das Bein frei hängen kann und den Boden nicht berührt. Legen Sie sich näher an den Rand auf der Seite, wo das Bein mitsamt dem Oberschenkel und nicht nur ab dem Knie hängt. Das andere Bein ist gerade aufgestellt, d.h. das Knie kippt weder nach innen noch nach außen. Kopf, Nacken und Oberkörper bleiben entspannt. Durch das hängende Bein wird eine starke Wirkung auf das Becken ausgeübt. Die Stellung darf keinesfalls schmerzhaft sein.

Der ORTOLAN wird nur einmal pro Tag ausgeführt.

Unsere Beobachtungen haben gezeigt, dass bei dem weitaus größten Teil von Rechtshändern die ORTOLAN-Stellung mit dem rechten Bein hängend und mit dem linken Bein aufgestellt angezeigt ist. Verlassen Sie sich jedoch auf jeden Fall auf Ihr Testergebnis. Testen Sie sich, wie bei allen Selbstbehandlungen, vor jeder Anwendung und führen Sie den ORTOLAN entsprechend aus.

Test vor Ausführung der Selbstbehandlung ORTOLAN

Ausgangsstellung: In Rückenlage auf einer einigermaßen harten Liegefläche.

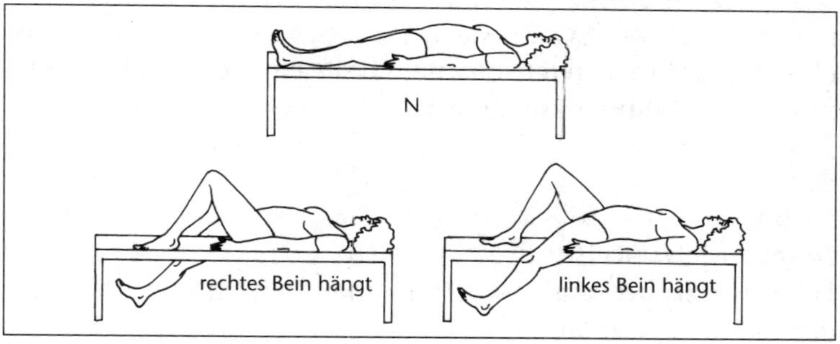

- Rutschen Sie an den rechten Rand der Liege. Lassen Sie langsam das *rechte* Bein ab dem Oberschenkel (weiße Figur) heruntergleiten und stellen Sie das linke Bein auf.
- Kehren Sie in die Ausgangsstellung zurück.
- Rutschen Sie jetzt an den linken Rand der Liege. Lassen Sie langsam das *linke* Bein ab dem Oberschenkel (graue Figur) heruntergleiten und stellen Sie das rechte Bein auf.

Testergebnis A

Wenn Ihre Beschwerden beim Fallenlassen des *rechten* Beins (weiße Figur) auftreten oder sich verschlimmern, führen Sie die Selbstbehandlung folgendermaßen aus:

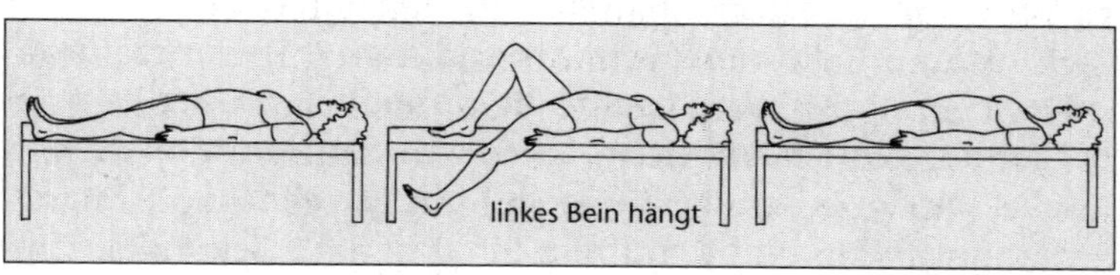

1. Ausgangsstellung: In Rückenlage, so weit wie möglich am linken Rand der Liegefläche.
2. Winkeln sie das *rechte* Bein an und lassen Sie langsam das *linke* Bein ab Oberschenkel heruntergleiten. Halten Sie das Bein nicht, sondern lassen Sie es locker hängen und nur die Schwerkraft wirken. In dieser Stellung *bleiben* und 5 Zilgrei-Atmungszyklen durchführen: Einatmen – 5 Sekunden Pause, ausatmen – 5 Sekunden Pause, insgesamt fünfmal wiederholen.
3. Nach Abschluss der 5 Atmungszyklen kehren Sie in die Ausgangsstellung zurück, indem Sie das linke Bein auf die Liege heben und das rechte ausstrecken.
   Nach dem ORTOLAN wird nicht nachgetestet.

Testergebnis B

Wenn sich beim Heruntergleiten des *linken* Beins (graue Figur) Beschwerden einstellen oder bestehende Schmerzen verschlimmern, führen Sie die Selbstbehandlung wie folgt aus:

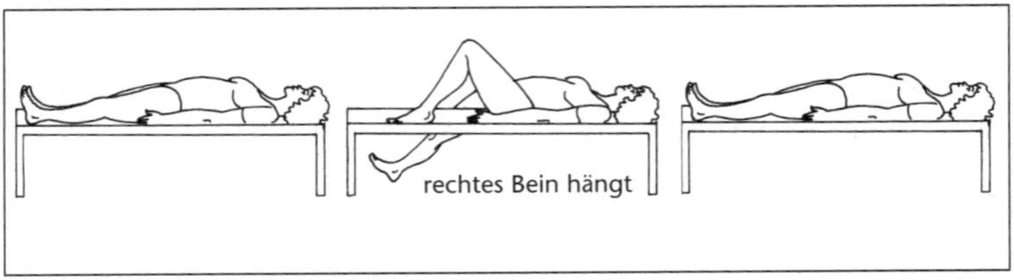

1. Ausgangsstellung: In Rückenlage, so weit wie möglich am rechten Rand einer einigermaßen harten Liege.
2. Winkeln Sie das *linke* Bein an und lassen Sie langsam das *rechte* Bein ab Oberschenkel heruntergleiten. Das Bein locker hängen lassen, nicht halten, sondern nur die Schwerkraft wirken lassen. In dieser Stellung bleiben und 5 Zilgrei-Atmungszyklen durchführen: Einatmen – 5 Sekunden Pau-

se, ausatmen – 5 Sekunden Pause, insgesamt fünfmal wiederholen.

3. Nach Abschluss der 5 Atmungszyklen kehren Sie in die Ausgangsstellung zurück, indem Sie das rechte Bein auf die Liege heben und das linke ausstrecken.
   Nach dem ORTOLAN wird nicht nachgetestet

Der ORTOLAN zur Nachsorge und Prophylaxe

Die einseitige Körperbelastung begleitet uns das Leben lang. Deshalb ist es vernünftig, dessen schädlichen Auswirkungen vorzubeugen, indem man eine Anwendung für den Beckenausgleich zwei- bis dreimal pro Woche ausführt, je nach der einseitigen Belastung durch Arbeitsabläufe oder sportliche Betätigung. Dafür eignen sich die Selbstbehandlungen KRANICH, PERLHUHN und ORTOLAN. Achtung, diese werden, auch zur Prophylaxe, IMMER NUR EINSEITIG ausgeführt, denn sie sind der Ausgleich zur einseitigen Körperbelastung.

Blaukehlchen *Selbstbehandlung Nr. 61*

Das BLAUKEHLCHEN mobilisiert die gesamte Wirbelsäule und wird deshalb für alle Wirbelsäulenabschnitte eingesetzt. Insbesondere wirkt es bei Ischias, Kreuz-, Lendenschmerzen, Bandscheibenleiden, Arthrose im Hals- und Lendenbereich.

Des Weiteren empfehlen wir die Anwendung des BLAUKEHLCHENS bei den ersten Anzeichen von Erkältung oder Grippe. Jede Stunde über die normalen fünf Atmungszyklen ausgeführt, kann es oftmals die Begleiterscheinungen lindern oder sogar abwenden.

Auch bei Asthma hat sich das BLAUKEHLCHEN als gute Prophylaxe und als wirksame Linderung bei einem Anfall erwiesen.

Wenn Sie schwere oder anstrengende Arbeiten verrichten müssen, machen Sie das BLAUKEHLCHEN vor, während und nach diesen Arbeiten. Sie können damit Muskelkater und übermäßiger Wirbelsäulenbelastung vorbeugen.

Bewegungsebene: Beugen und strecken von Oberkörper und Kopf nach vorn und hinten auf der Sagittalebene.

Besondere Hinweise

Die flüssigen und nicht übertrieben großen Bewegungen nach vorn und hinten sind ein sanftes Hin- und Herpendeln des Rumpfes in den Hüftgelenken. Sie sind besonders wirksam, wenn man sich ihnen so entspannt wie möglich hingibt. Für das Bewegungsausmaß orientieren Sie sich am besten an der Position der Hände: sie weichen jeweils höchstens eine Handbreit von den Oberschenkeln ab. Bei zu großem Bewegungsausmaß, besonders nach vorn, wird die Rückenmuskulatur zu stark beansprucht, was eine negative Auswirkung zur Folge haben kann. Der Kopf pendelt locker mit und wird nicht mit der Nackenmuskulatur gehalten.

Die Arme hängen locker, der Schultergürtel öffnet sich spontan beim Nachhintenpendeln und schließt sich beim nach vorn Bewegen des Rumpfes.

Die Atmung ist sehr ruhig, und die Atmungsphasen müssen wie angegeben mit den Bewegungen koordiniert werden.

TEST vor Anwendung der Selbstbehandlung BLAUKEHLCHEN

Ausgangsstellung für den Test: Barfuß, aufrecht, aber entspannt stehen, die Beine leicht gespreizt, Knie locker.

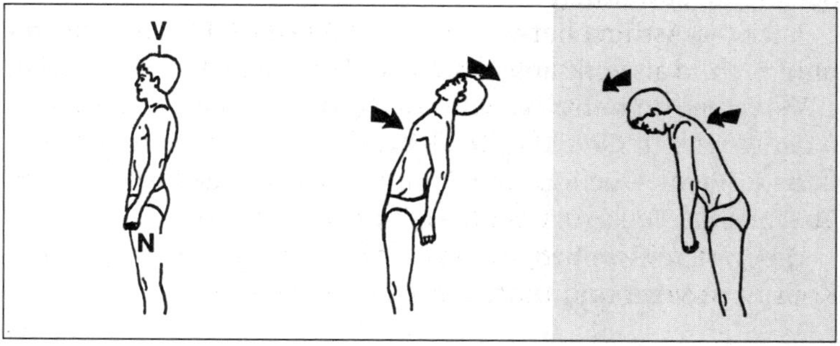

- Langsam den Oberkörper und Kopf nach hinten strecken (weiße Figur).
- In die Ausgangsstellung zurückkehren.
- Oberkörper und Kopf langsam nach vorn beugen (graue Figur).

Testergebnis A

Wenn beim Strecken nach *hinten* (weiße Figur) Unbehagen oder Schmerzen auftreten oder sich verschlimmern, oder wenn diese Bewegung eingeschränkt ist, führen Sie die Selbstbehandlung wie folgt durch:

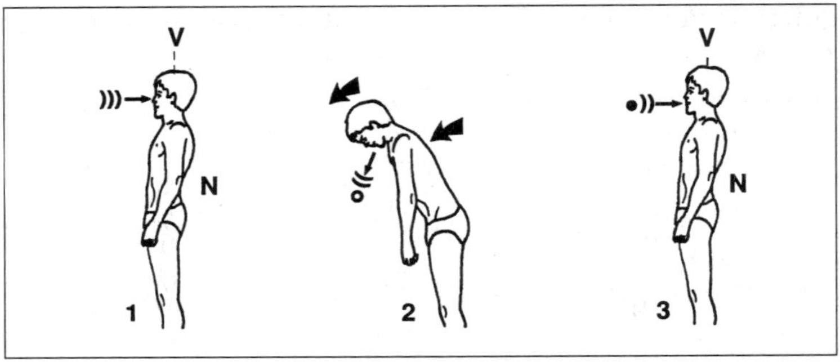

1. Ausgangsstellung: Barfuß, aufrecht und entspannt, mit leicht gespreizten Beinen stehen, Knie locker. Einatmen (Bauch raus).
2. *Während* Sie vollkommen ausatmen (Brauch rein), beugen Sie Kopf und Oberkörper leicht nach *vorn,* ohne zu übertreiben. Bleiben Sie 5 Sekunden mit entleerter Lunge.
3. *Während* Sie langsam einatmen (Bauch raus), kehren Sie in die Ausgangsstellung zurück und machen eine 5-Sekunden-Pause mit gefüllter Lunge.
   Wiederholen Sie den Vorgang (Abb. 2 und 3) insgesamt fünfmal.
4. Zählen Sie zuerst im Kopf bis 5 und schließen Sie dann die Selbstbehandlung mit dem Kontrolltest ab.
   Wenn Sie es vorziehen, diese Selbstbehandlung statisch, d.h. ohne Bewegung zu machen, dann bleiben Sie in der beschriebenen Stellung, führen in dieser Stellung 5 Atmungszyklen durch und schließen die Anwendung mit dem Kontrolltest ab.

Testergebnis B

Wenn Ihre Beschwerden sich beim Beugen nach *vorn (*graue Figur) einstellen oder verschlimmern, oder wenn diese Bewegung beschwerlich ist, führen Sie die Selbstbehandlung wie folgt aus:

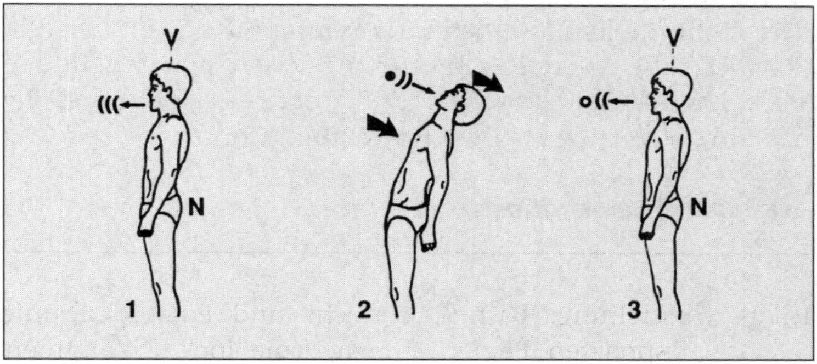

1. Ausgangsstellung: Barfuß, aufrecht und entspannt stehen, die Beine leicht gespreizt, Knie locker. Ausatmen (Bauch raus).
2. *Während* Sie langsam einatmen (Bauch raus), strecken Sie den Oberkörper leicht nach *hinten,* ohne zu forcieren. Machen Sie eine 5-Sekunden-Pause mit gefüllter Lunge.
3. *Während* Sie vollkommen ausatmen (Bauch rein), kehren Sie in die Ausgangsstellung zurück und machen eine 5-Sekunden-Pause mit entleerter Lunge.
   Wiederholen Sie den Vorgang (Abb. 2 und 3) insgesamt fünfmal.
4. Zählen Sie zuerst im Kopf bis 5 und schließen Sie dann die Selbstbehandlung mit dem Kontrolltest ab.
   Wenn Sie es vorziehen, diese Selbstbehandlung statisch, d.h. ohne Bewegung zu machen, dann bleiben Sie in der beschriebenen Stellung, führen in dieser Stellung 5 Atmungszyklen durch und schließen die Anwendung mit dem Kontrolltest ab.

Das BLAUKEHLCHEN zur Nachsorge und Prophylaxe

Wenn Sie bei der Bewegung weder in die eine noch in die andere Richtung Beschwerden oder Symptome haben, oder das BLAUKEHLCHEN zur Prophylaxe anwenden möchten, führen Sie es zwei- bis dreimal pro Woche aus, entsprechend der nachfolgenden allgemeinen Anwendungsform.

Allgemeine Anwendungsform

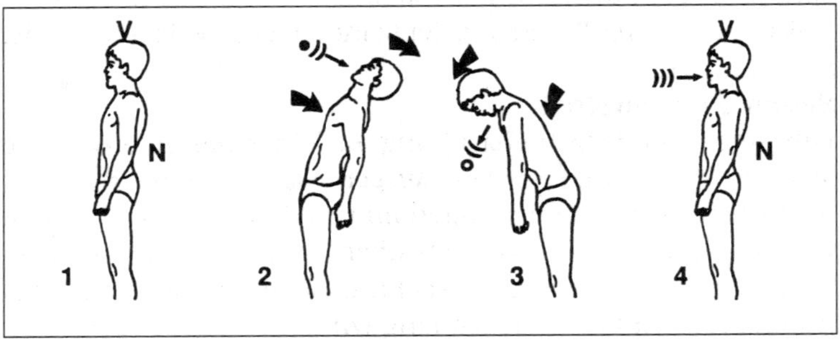

1. Ausgangsstellung: Barfuß, aufrecht, aber nicht steif, und mit leicht gespreizten Beinen stehen, Knie locker.
2. *Während* Sie langsam einatmen (Bauch raus), strecken Sie Kopf und Oberkörper leicht nach hinten. Halten Sie die Luft 5 Sekunden lang an.
3. *Während* Sie vollkommen ausatmen (Bauch rein), beugen Sie Kopf und Oberkörper leicht nach vorn und machen die 5-Sekunden-Pause mit entleerter Lunge.
   Wiederholen Sie den Vorgang (Abb. 2 und 3) insgesamt fünfmal.
4. Schließen Sie die Selbstbehandlung ab, indem Sie während des Einatmens (Bauch raus) in die Ausgangsstellung zurückkehren.

Tüpfelsumpfhuhn *Selbstbehandlung Nr. 60*

Die Selbstbehandlung TÜPFELSUMPFHUHN wird zur Linderung und Beseitigung von Beschwerden im Lendenbereich der Wirbelsäule, in den Ileosakralgelenken und im Becken eingesetzt. Sie hilft bei Schmerzzuständen im unteren Wirbelsäulenbereich mit und ohne Ausstrahlung in die Beine, bei Ischialgien sowie bei Schmerzen in der Leistengegend, in den Oberschenkeln und Hüftgelenken.

Bewegungsebene: Bewegung der Beine auf der Horizontalebene.

Besondere Hinweise

Führen Sie die Selbstbehandlung auf einer harten Unterlage aus. Die Arme sind seitlich ausgebreitet, aber nicht bis in Schulterhöhe, um Spannungen im Oberkörper zu vermeiden. Die Handflächen zeigen nach oben und die Schulterblätter liegen möglichst flach auf. Das Kinn ist leicht nach innen genommen, damit der Nacken lang wird.

TEST vor Ausführung der Selbstbehandlung TÜPFELSUMPFHUHN

Ausgangsstellung: Liegen Sie wie in Abbildung 1 auf dem Boden und winkeln Sie die Beine hüftbreit und nicht zu weit vom Gesäß entfernt an.

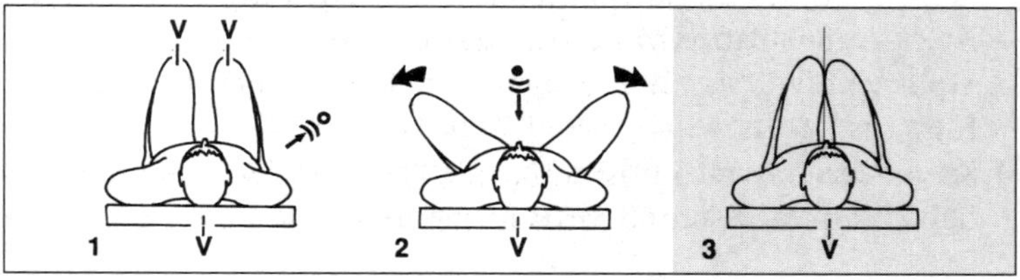

- Legen Sie die Knöchel aneinander, und lassen Sie nun die Beine locker bis an die mögliche Grenze auseinander fallen, die Fußsohlen liegen jetzt aneinander. (weiße Figur).
- Kehren Sie in die Ausgangsstellung zurück.
- Weiterhin mit aufgestellten Beinen, spreizen Sie nun die Füße so weit wie bequem seitlich, so dass die Oberschenkel jetzt schräg zur Mitte stehen und die Knie sich berühren (graue Figur).

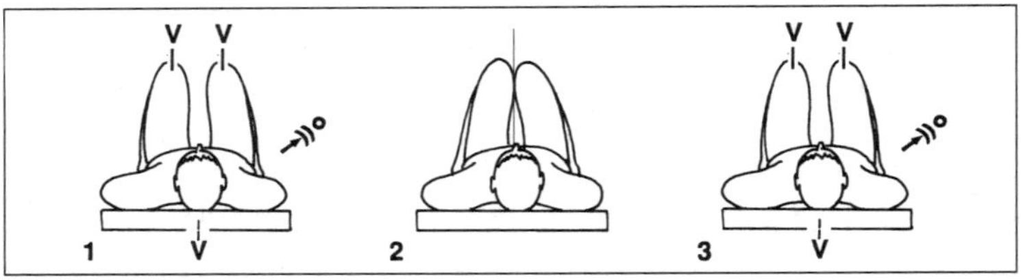

Testergebnis A

Wenn Ihnen das Öffnen der Beine Unbehagen oder Schmerzen bereitet oder die Bewegung eingeschränkt ist, führen Sie die Selbstbehandlung wie folgt aus:

1. Ausgangsstellung: liegen Sie wie in Abbildung 1 auf dem Boden, und winkeln Sie die Beine hüftbreit und nicht zu weit vom Gesäß entfernt an.
2. Spreizen Sie nun die Füße so weit wie bequem seitlich, so dass die Oberschenkel jetzt schräg zur Mitte stehen und die Knie sich berühren. Führen Sie in dieser Stellung 5 Zilgrei-Atmungszyklen durch: Einatmen – 5 Sekunden Pause, ausatmen – 5 Sekunden Pause, insgesamt fünfmal wiederholen.
3. Stellen Sie mit der sechsten Einatmung die Beine wieder gerade und atmen Sie normal weiter.
4. Zählen Sie zuerst im Kopf bis 5 und schließen Sie dann die Selbstbehandlung mit dem Kontrolltest ab.

Testergebnis B

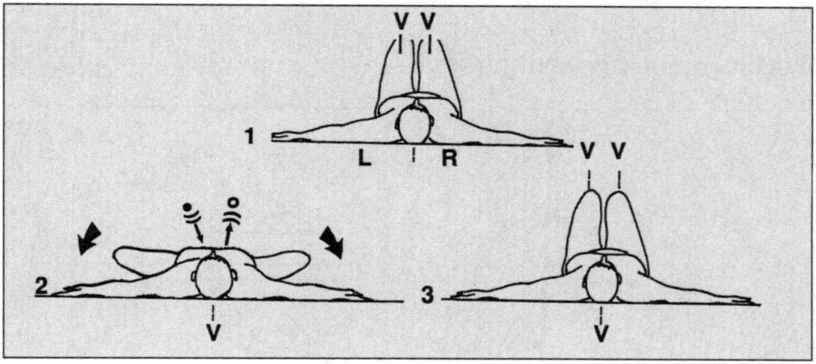

1. Ausgangsstellung: Flach auf dem Boden liegen, Beine angewinkelt, Füße flach auf dem Boden, möglichst nahe beim Gesäß, Fußgelenke berühren sich, Arme sind seitlich ausgebreitet.
2. Lassen Sie die Beine bis an die mögliche Bewegungsgrenze locker seitlich auseinanderfallen, ohne zu forcieren, nur die Schwerkraft wirken lassen. In dieser Stellung bleiben und 5 Zilgrei-Atmungszyklen durchführen: Einatmen – 5 Sekunden Pause, ausatmen – 5 Sekunden Pause, insgesamt fünfmal wiederholen.
3. Stellen Sie mit der sechsten Einatmung die Beine wieder gerade und atmen Sie normal weiter.
4. Zählen Sie zuerst im Kopf bis 5 und schließen Sie dann die Selbstbehandlung mit dem Kontrolltest ab.

Das TÜPFELSUMPFHUHN zur Nachsorge und Prophylaxe

Wenn Sie bei der Bewegung weder in die eine noch in die andere Richtung Beschwerden oder Symptome haben, oder das TÜPFELSUMPFHUHN zur Prophylaxe anwenden möchten, führen Sie es zwei- bis dreimal pro Woche aus, entsprechend der nachfolgenden allgemeinen Anwendungsform.

Allgemeine Anwendungsform

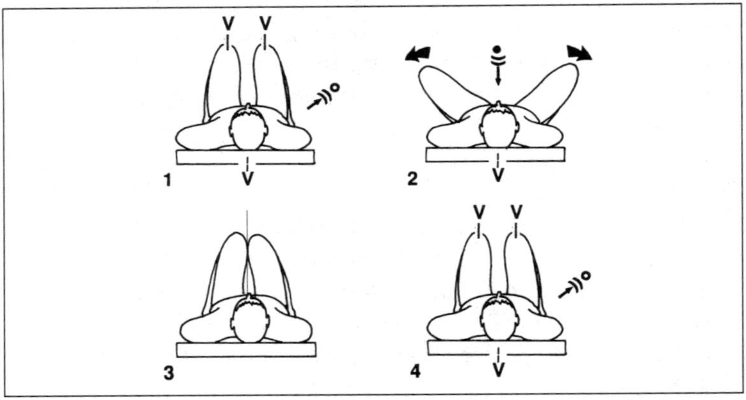

1. Ausgangsstellung: Liegen Sie wie in Abbildung 1 auf dem Boden, und winkeln Sie die Beine hüftbreit und nicht zu weit vom Gesäß entfernt an.
2. *Während* Sie einatmen, lassen Sie die Beine locker auseinander fallen, Fußsohlen liegen aneinander und führen Sie in dieser Stellung 5 Zilgrei-Atmungszyklen durch: Einatmen – 5 Sekunden Pause, ausatmen – 5 Sekunden Pause, insgesamt fünfmal wiederholen.
3. Stellen Sie mit der sechsten Einatmung die Beine wieder gerade und atmen Sie normal aus.
4. Spreizen Sie nun die Füße so weit wie bequem seitlich, so dass die Oberschenkel jetzt schräg zur Mitte stehen und die Knie sich berühren. Führen Sie in dieser Stellung 5 Zilgrei-Atmungszyklen durch: Einatmen – 5 Sekunden Pause, ausatmen – 5 Sekunden Pause, insgesamt fünfmal wiederholen.

Schneefink *Selbstbehandlung Nr. 1018*

Die Selbstbehandlung SCHNEEFINK hilft bei Beschwerden und Schmerzen im Kreuz-Lendenbereich mit Ausstrahlung entlang der Außenseite der Oberschenkel. Sie wirkt ausgezeichnet bei Muskelverspannung in diesen Körperbereichen.

Bewegungsebene: Seitliches Verschieben des Beckens auf der Frontalebene.

Besondere Hinweise

Der Kopf und die Wirbelsäule müssen beim seitlichen Verschieben des Beckens möglichst über der Körpermitte bleiben, das heißt, dass das Körpergewicht fast gleichmäßig auf beide Füße verteilt bleibt. Die Arme hängen locker und entspannt. Das Bewegungsausmaß ist nicht sehr groß; wenn Sie spüren, dass sich das Körpergewicht von einem Bein auf das andere verlagert, haben Sie die Bewegung bereits übertrieben. Auch wenn das Bewegungsausmaß dieser Selbstbehandlung sehr gering ist, ist die Wirkung sehr durchschlagend, besonders im Bereich zwischen dem 5. Lendenwirbel und dem Kreuzbein.

TEST vor Ausführung der Selbstbehandlung SCHNEEFINK

Ausgangsstellung für den Test: Barfuß, aufrecht und entspannt mit lockeren Knien stehen, Beine leicht gespreizt.

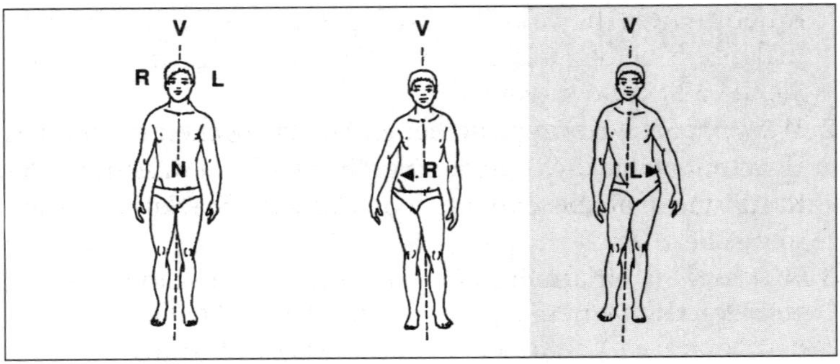

- Schieben Sie das Becken seitlich nach *rechts* (weiße Figur).
- Kehren Sie in die Ausgangsstellung zurück.
- Schieben Sie das Becken seitlich nach *links* (graue Figur).

Testergebnis A

Wenn Sie beim Verschieben des Beckens nach *rechts* (weiße Figur) Unbehagen oder Schmerzen verspürt haben, oder wenn Ihre bestehenden Schmerzen zugenommen haben, oder wenn diese Bewegung im Vergleich zur Gegenseite eingeschränkt war, führen Sie die Selbstbehandlung folgendermaßen aus:

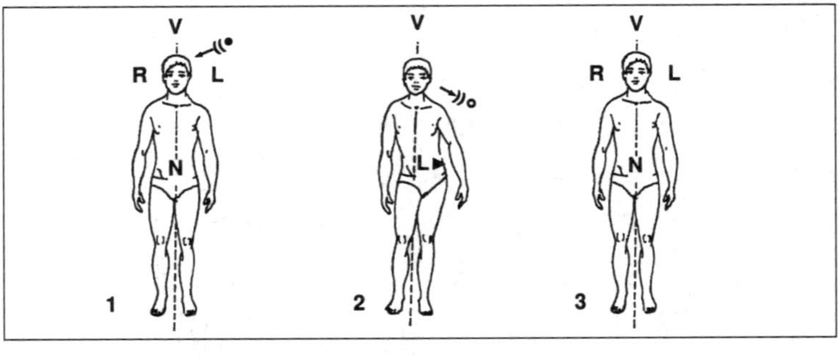

1. Ausgangsstellung: Barfuß, aufrecht, entspannt mit lockeren

Knien stehen, die Beine leicht gespreizt, das Gewicht gleichmäßig auf beide Füße verteilt. Atmen Sie ein und machen Sie die 5-Sekunden-Pause.

2. *Während* Sie ausatmen, schieben Sie das Becken nach *links.* Übertreiben Sie die Bewegung nicht; der Kopf muss über der Körpermitte bleiben! In dieser Stellung die 5-Sekunden-Pause machen.
3. *Während* Sie einatmen, kehren Sie in die Ausgangsstellung zurück und machen die 5-Sekunden-Pause. Wiederholen Sie den gesamten Vorgang (2 und 3) insgesamt fünfmal.
4. Zählen Sie im Kopf bis 5 und schließen Sie dann die Selbstbehandlung mit dem Kontrolltest ab.

   Wenn Sie es vorziehen, diese Selbstbehandlung statisch, d.h. ohne Bewegung zu machen, dann bleiben Sie in der beschriebenen Stellung, führen in dieser Stellung 5 Atmungszyklen durch und schließen die Anwendung mit dem Kontrolltest ab.

Testergebnis B

Wenn Ihnen das Verschieben des Beckens nach *links* (graue Figur) Beschwerden verursacht, oder wenn Ihre Schmerzen dabei zunehmen oder die Bewegung im Vergleich zur Gegenseite eingeschränkt ist, führen Sie die Selbstbehandlung wie folgt aus:

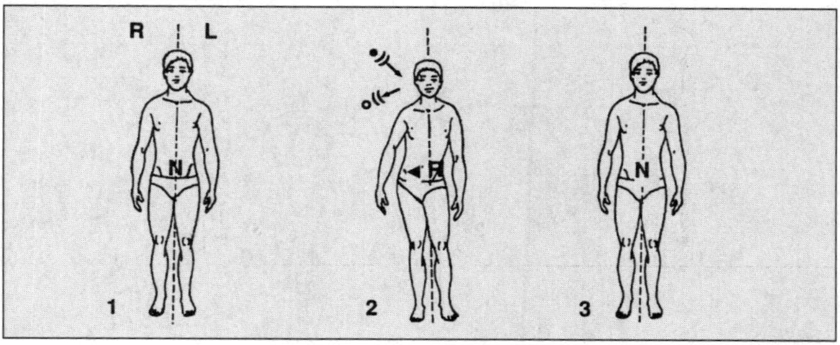

1. Ausgangsstellung: Barfuß, aufrecht, entspannt mit lockeren Knien stehen, die Beine leicht gespreizt, das Gewicht gleichmäßig auf beide Füße verteilt. Atmen Sie ein und machen Sie die 5-Sekunden-Pause.
2. *Während* Sie ausatmen, schieben Sie das Becken nach *rechts*. Übertreiben Sie die Bewegung nicht; der Kopf muss über der Körpermitte bleiben! In dieser Stellung die 5-Sekunden-Pause machen.
3. *Während* Sie einatmen, kehren Sie in die Ausgangsstellung zurück und machen die 5-Sekunden-Pause. Wiederholen Sie den gesamten Vorgang (2 und 3) insgesamt fünfmal.
4. Zählen Sie im Kopf bis 5 und schließen Sie dann die Selbstbehandlung mit dem Kontrolltest ab.

   Wenn Sie es vorziehen, diese Selbstbehandlung statisch, d.h. ohne Bewegung zu machen, dann bleiben Sie in der beschriebenen Stellung, führen in dieser Stellung 5 Atmungszyklen durch und schließen die Anwendung mit dem Kontrolltest ab.

Der SCHNEEFINK zur Nachsorge und Prophylaxe

Führen Sie diese Selbstbehandlung zwei- oder dreimal pro Woche zur Beibehaltung Ihres wiedergewonnenen Gesundheitszustandes aus. Nutzen Sie dabei die allgemeine Anwendungsform.

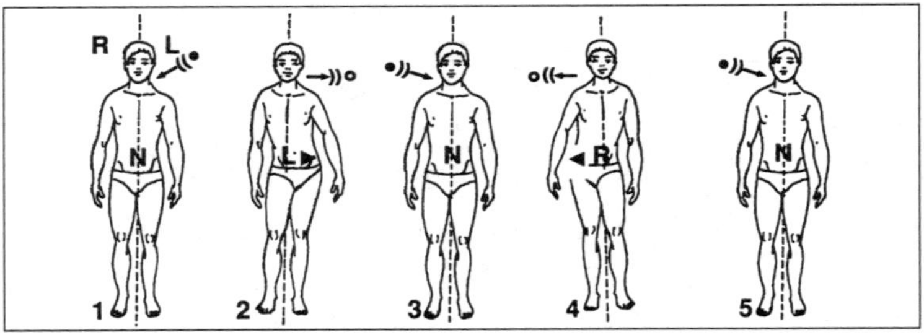

1. Ausgangsstellung: Barfuß, aufrecht und entspannt, mit leicht gespreizten Beinen stehen. Einatmen und 5-Sekunden-Pause mit gefüllter Lunge machen.
2. *Während* Sie ausatmen schieben Sie das Becken nach links, nur so weit, dass der Kopf und die Wirbelsäule über der Körpermitte bleiben. Die 5-Sekunden-Pause machen.
3. *Während* Sie einatmen, kehren Sie in die neutrale Stellung zurück und halten die Luft 5 Sekunden lang an.
4. *Während* Sie ausatmen, schieben Sie das Becken nach rechts und machen die 5-Sekunden-Pause.
5. *Während* Sie einatmen, kehren Sie in die neutrale Stellung zurück und machen Sie die 5-Sekunden-Pause.

   Der gesamte Bewegungs- und Atmungsablauf wird fünfmal wiederholt.

Elster

Selbstbehandlung Nr. 18

Die Wirkung dieser Selbstbehandlung erstreckt sich auf die gesamte Wirbelsäule. Sie hilft bei Kreuz- und Lendenschmerzen, mit und ohne Ausstrahlung in die Beine, bei Hexenschuss, Ischias, Bandscheibenleiden, Arthrose der Lendenwirbelsäule, bei Beschwerden im Beckenbereich und bei Menstruationsschmerzen.

Die ELSTER eignet sich hervorragend bei täglicher Anwendung zur Steigerung der Wirbelsäulenbeweglichkeit und Anregung der Blutzirkulation. Sie fördert die Spannkraft und sorgt für allgemeines Wohlbefinden. Besonders Menschen, die lange sitzen oder stehen, sollten diese Selbstbehandlung täglich anwenden.

Bewegungsebene: Vor- und Rückwärtsbewegung des Körpers auf der Sagittalebene.

Besondere Hinweise

Bewegen Sie den Körper nur bis an die bequem erreichbare Grenze vorwärts und zurück, forcieren Sie auf keinen Fall. So wirksam diese Selbstbehandlung ist, kann sie doch für einige, besonders ältere Menschen, etwas anstrengend sein. Wenden Sie sie daher nur an, wenn sie Ihnen keine Schwierigkeiten bereitet. Achten Sie darauf, daß Sie die Atmungsphasen mit den Bewegungen so wie angegeben koordinieren.

TEST vor Ausführung der Selbstbehandlung ELSTER

Ausgangsstellung. Im Vierfüßlerstand, Oberschenkel senkrecht, Knie leicht geöffnet, Unterarme und Hände flach auf dem Boden, Kopf möglichst in einer Line mit der Wirbelsäule halten.

- Schieben Sie langsam den Körper nach vorn, ohne zu übertreiben, und heben Sie dabei den Kopf leicht an (weiße Figur)
- Kehren Sie in die Ausgangsstellung zurück.
- Schieben Sie den Körper nach hinten, ohne zu forcieren, und lassen Sie den Kopf dabei locker hängen (graue Figur).

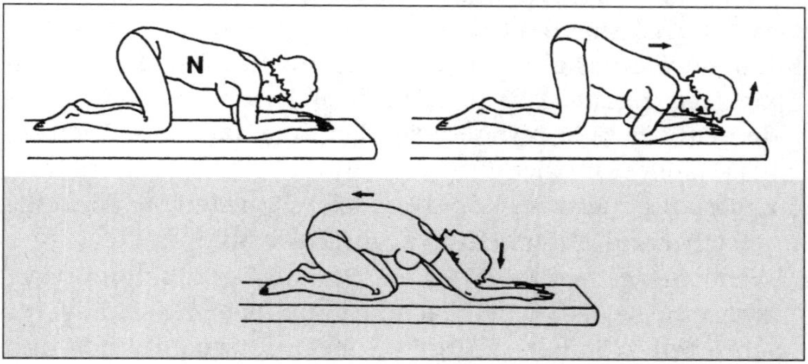

Testergebnis A

Wenn die Bewegung nach *vorn* (weiße Figur) Beschwerden verursacht oder bestehende verschlimmert, oder wenn diese Bewegung eingeschränkt ist, führen Sie die Selbstbehandlung folgendermaßen aus:

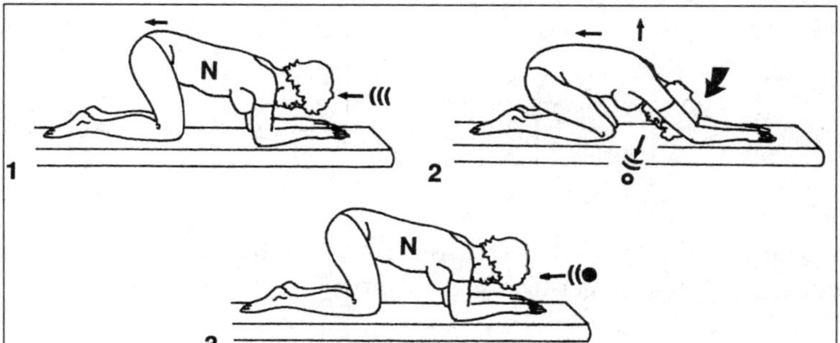

1. Ausgangsstellung: Im Vierfüßlerstand, Beine senkrecht, Unterarme und Hände flach auf dem Boden, Kopf in einer Linie mit dem Körper. Atmen Sie ein (Bauch raus).
2. *Während* Sie vollkommen ausatmen (Bauch rein), schieben Sie den Körper nach hinten, lassen Sie dabei den Kopf locker nach unten sinken, und machen Sie die 5-Sekunden-Pause mit leerer Lunge.
3. *Während* Sie langsam einatmen (Bauch raus), kehren Sie in die Ausgangsstellung zurück und halten die Luft 5 Sekunden lang an. Wiederholen Sie den Vorgang (Abb. 2 und 3) insgesamt fünfmal.
4. Zählen Sie zuerst im Kopf bis 5 und schließen Sie dann die Selbstbehandlung mit dem Kontrolltest ab.

   Wenn Sie es vorziehen, diese Selbstbehandlung statisch, d.h. ohne Bewegung zu machen, dann bleiben Sie in der beschriebenen Stellung, führen 5 Atmungszyklen durch und schliessen die Anwendung mit dem Kontrolltest ab.

Testergebnis B

Wenn Ihre Beschwerden beim Schieben nach *hinten* (graue Figur) auftreten oder sich verschlimmern, führen Sie die Selbstbehandlung wie folgt aus:

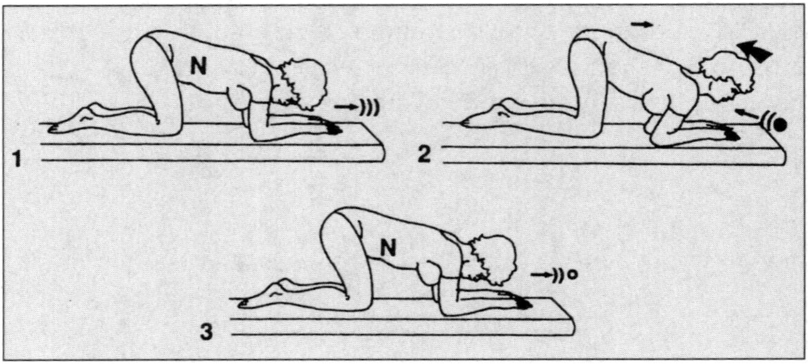

1. Ausgangsstellung: Im Vierfüßlerstand, Oberschenkel senkrecht, Knie leicht geöffnet, Unterarme und Hände flach auf dem Boden, Kopf in einer Linie mit dem Körper. Atmen Sie aus (Bauch rein).
2. *Während* Sie langsam einatmen (Bauch raus), schieben Sie den Körper leicht nach vorn und heben gleichzeitig den Kopf sanft an. Halten Sie die Luft 5 Sekunden lang an.
3. *Während* Sie vollkommen ausatmen (Bauch rein), kehren Sie mit Kopf und Körper in die Ausgangsstellung zurück und machen die 5-Sekunden-Pause mit leerer Lunge.
   Wiederholen Sie den Vorgang (Abb. 2 und 3) insgesamt fünfmal.
4. Zählen Sie zuerst im Kopf bis 5 und schließen Sie dann die Selbstbehandlung mit dem Kontrolltest ab.
   Wenn Sie es vorziehen, diese Selbstbehandlung statisch, d.h. ohne Bewegung zu machen, dann bleiben Sie in der beschriebenen Stellung, führen 5 Atmungszyklen durch und schliessen die Anwendung mit dem Kontrolltest ab.

Die ELSTER zur Nachsorge und Prophylaxe

Wenn Sie bei der Bewegung weder in die eine noch in die andere Richtung Beschwerden oder Symptome haben, oder die ELSTER zur Prophylaxe anwenden möchten, führen Sie sie zwei- bis dreimal pro Woche aus, entsprechend der nachfolgenden allgemeinen Anwendungsform.

Allgemeine Anwendungsform

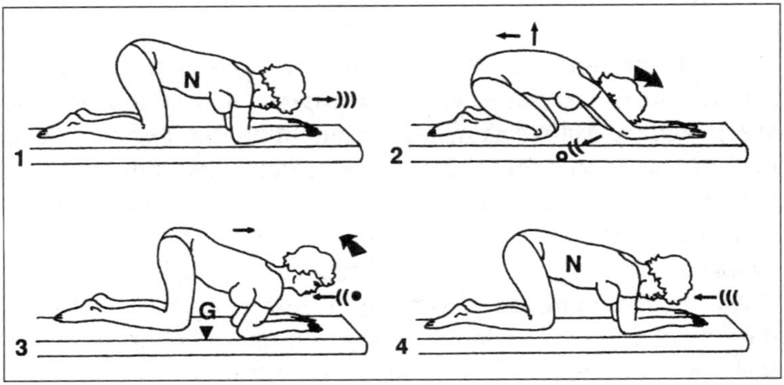

1. Ausgangsstellung: Atmen Sie ein (Bauch raus).
2. *Während* Sie ausatmen (Bauch rein), schieben Sie den Körper nach hinten und lassen gleichzeitig den Kopf locker nach unten fallen. Bleiben Sie in dieser Stellung während der 5-Sekunden-Pause mit entleerter Lunge.
3. *Während* Sie langsam einatmen (Bauch raus), schieben Sie den Körper in Richtung Hände und heben gleichzeitig den Kopf sanft an, ohne zu forcieren! Bleiben Sie in dieser Stellung während der 5-Sekunden-Pause.
   Wiederholen Sie den Vorgang (Abb. 2 und 3) insgesamt fünfmal.
4. Abschließend kehren Sie während des Einatmens in die Ausgangsstellung zurück.

Amsel

Selbstbehandlung Nr. 80

Die Selbstbehandlung AMSEL hilft bei Kreuz- und Beckenschmerzen. Sie ist besonders wirksam bei Menstruations- und Wechseljahrbeschwerden, bei unregelmäßiger Regelblutung, und hat sich auch zur Vorbeugung gegen Prostataleiden und bei Beschwerden des Darmtraktes als wirksam erwiesen.

Besondere Hinweise
Dieser Selbstbehandlung geht kein Test voraus. Wichtig ist, dass die erforderliche Stellung angenehm ist. Je entspannter der Körper dabei ist, desto besser. Wenn Sie mit dem Gesäß nicht bis auf die Fersen kommen, schieben Sie ein Kissen oder eine Rolle zwischen Po und Waden, auf die Sie sich setzen können. Am besten Sie machen die AMSEL auf dem Bettrand und lassen die Füße darüber hinausragen damit die Fußgelenke entlastet bleiben.

Zur Linderung von Menstruationsbeschwerden kann die AMSEL so oft wie nötig angewendet werden, und empfiehlt sich auch während des Eisprungs. Ansonsten gelten die normalen Regeln für die Anwendungshäufigkeit.

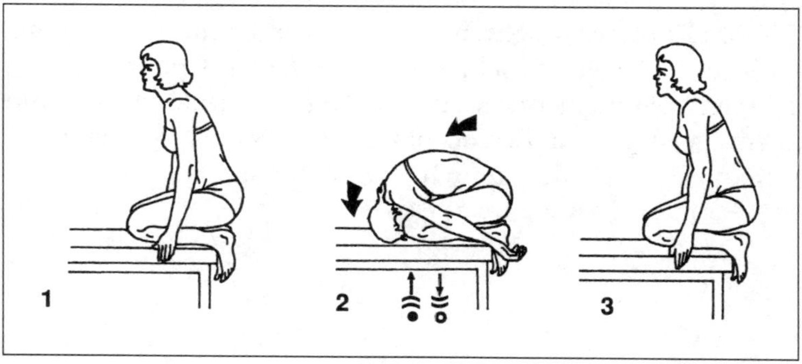

1. Ausgangsstellung: Auf einem nicht zu weichen Bett knien, die Beine etwas breit machen, die Füße ragen über den Bettrand hinaus.
2. Langsam den Oberkörper nach vorn auf die Oberschenkel sinken lassen und die Stirne sanft auflegen. Die Arme liegen entspannt neben dem Körper, die Hände, mit den Handflächen nach oben, liegen neben den Füßen. Die Schultern sind vollständig entspannt. In dieser Stellung bleiben und 5 Zilgrei-Atmungszyklen machen: Einatmen – 5 Sekunden Pause, ausatmen – 5 Sekunden Pause, insgesamt fünfmal wiederholen.
   Wenn Sie das Gefühl haben, es dränge zu viel Blut in den Kopf, heben Sie ihn während der Einatmung und der darauf folgenden Pause und legen Sie ihn in der Ausatmung und der Pause danach wieder ab.
3. Nach Abschluss der 5 Atmungszyklen kehren Sie in der sechsten Einatmung in die Ausgangsstellung zurück indem Sie sich mit den Armen hochdrücken und atmen normal weiter. Um Schwindel vorzubeugen, warten Sie einen Moment, bevor Sie aufstehen.

Die AMSEL als Prophylaxe

Die AMSEL sollte in Ihrem Prophylaxeprogramm nicht fehlen, denn sie wirkt nicht nur besonders entspannend und schmerzhemmend bei Menstruationsbeschwerden, sondern auch bei psychischem und physischem Stress. Probieren Sie sie einfach zwei- bis dreimal pro Woche aus, und lassen Sie sich von der Wirkung überraschen.

Blauelster

Selbstbehandlung Nr. 638

Die Selbstbehandlung BLAUELSTER wirkt auf die gesamte Wirbelsäule. Die äußerst sanfte Traktion sorgt für die Beweglichkeit der Wirbelgelenke. Sie dient der Linderung von Beschwerden in allen drei Abschnitten der Wirbelsäule. Außerdem hilft die BLAUELSTER bei Ischias, Lumbago, Bandscheibenbeschwerden im Lendenbereich und bei Hals- und Lendenwirbelarthrose. Sie verhindert die oft altersbedingte Versteifung der Wirbelsäule.

Bewegungsebene: Strecken des Körpers auf der Sagittalebene.

Besondere Hinweise

Diese Selbstbehandlung benötigt keinen besonderen Test. Wichtig ist nur, daß die erforderliche Bewegung, die zwar minimal, aber sehr wirksam ist, keine Beschwerden verursacht oder verschlimmert. Gerade weil das Bewegungsausmaß so gering ist, besteht bei vielen Menschen die Tendenz, zu forcieren und die Muskeln zu verspannen, was selbstverständlich vermieden werden soll. Die Atmung muss so entspannt wie möglich sein.

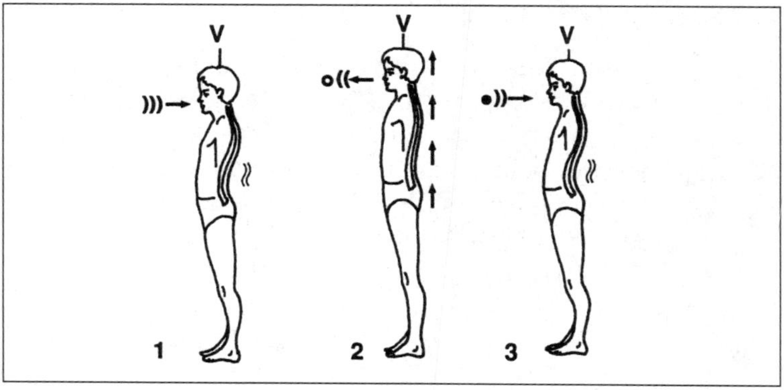

1. Ausgangsstellung: Barfuß, aufrecht, aber entspannt, mit leicht gespreizten Beinen stehen, Arme locker herunterhängen lassen. Atmen Sie ein (Bauch raus).
2. *Während* Sie ausatmen (Bauch rein), versuchen Sie, die Wirbelsäule so zu strecken als wollten Sie mit Ihrer Schädeldecke die Zimmerdecke erreichen. Achtung, die Schultern heben sich dabei nicht! In dieser Stellung die 5-Sekunden-Pause mit entleerter Lunge machen.
3. *Während* Sie langsam einatmen (Bauch raus), entspannen Sie sich in der Ausgangsstellung. Halten Sie die Luft 5 Sekunden lang an.
   Wiederholen Sie den Vorgang (Abb. 2 und 3) insgesamt fünfmal.

Die BLAUELSTER als Prophylaxe

Wenn Ihre Beschwerden verschwunden sind und Sie sich wieder ganz wohl fühlen, tun Sie etwas, um diesen Zustand beizubehalten. Wenden Sie die BLAUELSTER zwei- oder dreimal pro Woche an, am besten gleich morgens nach dem Aufstehen.

Taube *Selbstbehandlung Nr. 23*

Die Selbstbehandlung TAUBE hilft bei Schmerzen und Beschwerden im Kreuz-Lendenbereich, in den Hüftgelenken und im Becken. Sie ist auch wirksam bei Schmerzen in den Ileosakralgelenken, im Kreuzbein und in der Leistengegend, mit oder ohne Ausstrahlung in die Oberschenkel.

Bewegungsebene: Bewegung des Hüftgelenks auf der Horizontalebene.

Besondere Hinweise

Die Selbstbehandlung wird in Rückenlage, auf einer einigermaßen harten Liegefläche ausgeführt. Kopf, Nacken und Rumpf sind entspannt, die Arme werden entweder locker über der Brust verschränkt oder seitlich, in einem Winkel von ca. 45°, mit den Handflächen nach oben zeigend, ausgebreitet. Enge Hosen, Jeans u. Ä. müssen abgelegt werden.

Bei der TAUBE wird jedes Bein jeweils in zwei Richtungen getestet, um die Zilgrei-Stellung zu ermitteln. Dadurch ergeben sich vier verschiedene Stellungen. Wählen Sie als Zilgrei-Stellung die *angenehmste* der vier Stellungen.

Die abgebildete Stellung der Arme ist nicht zwingend. Am besten, sie liegen locker neben dem Körper.

TEST vor der Ausübung der Selbstbehandlung TAUBE

Ausgangsstellung in Rückenlage für den Test des *linken* Beins.

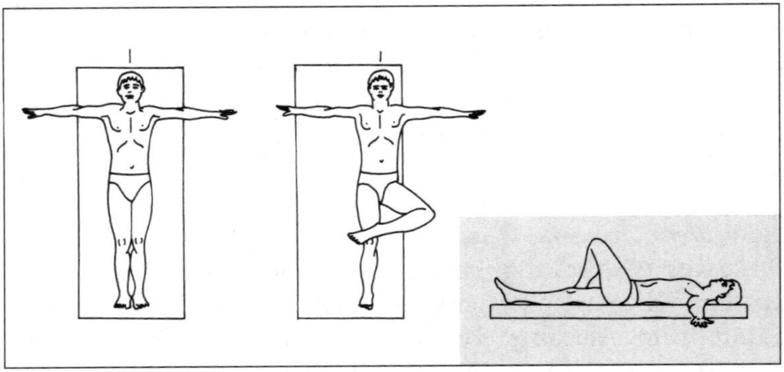

- Rutschen Sie an den linken Rand der Liege. Winkeln Sie das linke Bein an und legen Sie das Fußgelenk möglichst oberhalb des rechten Knies ab; wenn das nicht geht, dann unterhalb dem Knie auf das Schienbein. Durch die Schwerkraft sinkt das Bein Richtung Boden (weiße Figur)
- Kehren Sie in die Ausgangsstellung zurück.
- Stellen Sie nun das linke Bein über das rechte und drücken Sie das Knie ganz leicht nach rechts (graue Figur).

Wiederholen Sie die gleiche Prozedur mit dem **rechten** Bein.

Testergebnis A für das linke Bein

Wenn Sie beim *Fallenlassen* des linken Beins (weiße Figur) Unbehagen oder Schmerzen verspüren, wenn sich dabei Ihre Schmerzen verschlimmern, oder wenn Ihnen diese Bewegung schwer fällt oder eingeschränkt ist, führen Sie die Selbstbehandlung folgendermaßen aus:

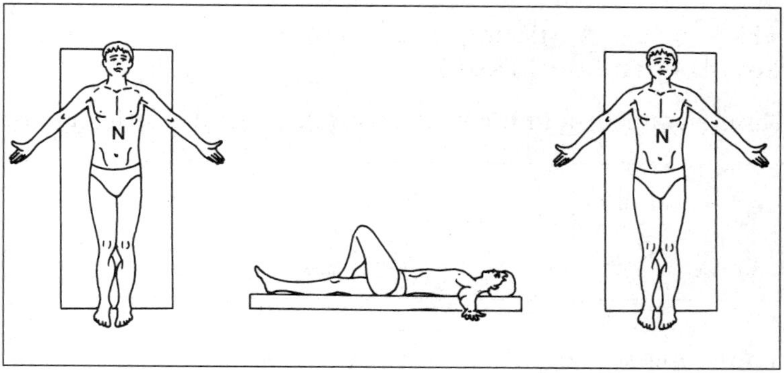

1. Ausgangsstellung: In Rückenlage in der Mitte der Liege.
2. Stellen Sie das angewinkelte *linke* Bein über das rechte Bein auf die Liege und drücken Sie ganz sanft das linke Knie nach rechts. Bleiben Sie in dieser Stellung und machen Sie 5 Zilgrei-Atmungszyklen: Einatmen – 5 Sekunden Pause, ausatmen – 5 Sekunden Pause, insgesamt fünfmal wiederholen.
3. Nach Abschluss der 5 Atmungszyklen kehren Sie in der sechsten Einatmung in die Ausgangsstellung zurück und entspannen Sie sich.
4. Zählen Sie zuerst im Kopf bis 5 und schließen Sie dann die Selbstbehandlung mit dem Kontrolltest ab.

Testergebnis B für das linke Bein

Wenn Ihre Beschwerden beim *Aufstellen* des linken Beins (graue Figur) auftreten oder sich verschlimmern, verfahren Sie wie folgt:

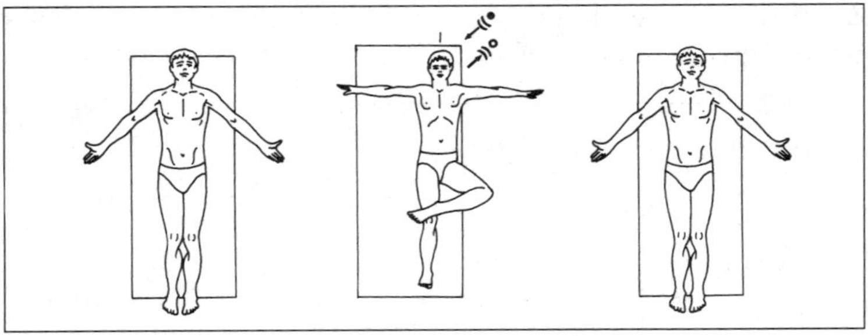

1. Ausgangsstellung: Rutschen Sie an den linken Rand der Liege.
2. Winkeln Sie das *linke* Bein an und legen Sie das Fußgelenk möglichst überhalb des rechten Knies ab; wenn das nicht geht, dann unterhalb des Knies auf das Schienbein. Durch die Schwerkraft sinkt das Bein Richtung Boden (weiße Figur). Bleiben Sie in dieser Stellung und machen Sie 5 Zilgrei-Atmungszyklen: Einatmen – 5 Sekunden Pause, ausatmen – 5 Sekunden Pause, insgesamt fünfmal wiederholen.
3. Nach Abschluss der 5 Atmungszyklen kehren Sie in der sechsten Einatmung in die Ausgangsstellung zurück und entspannen Sie sich.
4. Zählen Sie im Kopf zuerst bis 5 und schließen Sie dann die Selbstbehandlung mit dem Kontrolltest ab.

   Verfahren Sie in gleicher Weise mit dem rechten Bein.

Die TAUBE zur Nachsorge und Prophylaxe

Die TAUBE hält die Hüftgelenke und die Ileosakralgelenke mobil und erhält die Hüft- und Beckenmuskulatur elastisch. Sie sollte daher in einem Vorbeugungsprogramm nicht fehlen. Wenn Sie keine symptomauslösende Bewegung oder Stellung haben, dann führen Sie sie zuerst mit dem einen und dann mit dem anderen Bein in beide Bewegungsrichtungen nach folgendem Beispiel aus:

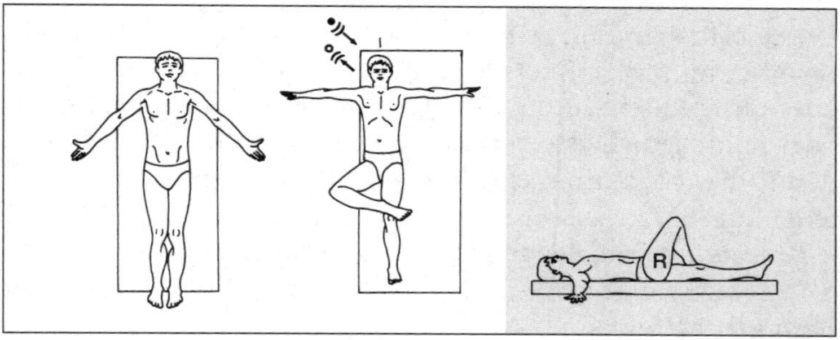

1. Ausgangsstellung: Rutschen Sie an den rechten Rand der Liege.
2. Winkeln Sie das rechte Bein an und legen Sie das Fußgelenk möglichst oberhalb des linken Knies ab; wenn das nicht geht, dann unterhalb dem Knie auf das Schienbein. Durch die Schwerkraft sinkt das Bein Richtung Boden (weiße Figur). Bleiben Sie in dieser Stellung und machen Sie 5 Zilgrei-Atmungszyklen: Einatmen – 5 Sekunden Pause, ausatmen – 5 Sekunden Pause, insgesamt fünfmal wiederholen.
3. Nach Abschluss der 5 Atmungszyklen stellen Sie in der sechsten Einatmung das rechte über das linke Bein auf die Liege, drücken es ganz sanft nach links, und machen Sie in dieser Stellung die 5 Zilgrei-Atmungszyklen (graue Figur).
4. Kehren Sie in die Ausgangsstellung zurück, entspannen Sie sich und wiederholen Sie dann den gesamten Vorgang mit dem linken Bein.

Großtrappe *Selbstbehandlung Nr. 4334*

Die Selbstbehandlung GROSSTRAPPE dient der Linderung und Beseitigung von Schmerzen im Kreuz- und Lendenbereich mit oder ohne Ausstrahlung in die Beine, zum Beispiel bei Ischias oder Lumbago. Sie steigert die Beweglichkeit der Wirbelsäule, dehnt die Rückenmuskeln und hilft daher sehr gut bei »steifem« Rücken.

Bewegungsebene: Beugen auf der Sagittalebene.

Besondere Hinweise

Legen Sie jegliche beengende Kleidung ab. Mit geschlossenem Hosen- oder Rockbund ist die Selbstbehandlung unmöglich auszuführen. Die erforderliche Stellung darf auf keinen Fall mit der Rückenmuskulatur gehalten werden, sondern Oberkörper und Kopf hängen vollkommen entspannt und locker. Wenn Sie nicht bis an die Endstellung kommen, stützen Sie die Hände auf den Füßen oder auf einem kleinen Schemel oder einem Stoß Bücher ab.

Beim Zurückkehren in die Ausgangsstellung legen Sie zuerst die Hände auf die Knie und drücken Sie sich dann mit den Armen in die aufrechte Stellung.

TEST vor Ausführung der Selbstbehandlung GROSSTRAPPE

Die GROSSTRAPPE besteht nur in der Beugung nach vorn. Dementsprechend ist die symptomauslösende Bewegung die Streckung nach hinten. Machen Sie den Test wie folgt:

Ausgangsstellung: Aufrecht und entspannt auf einem Hocker sitzen; die Oberschenkel sind parallel zum Boden, die Beine so breit geöffnet, dass der Körper dazwischenpasst, die Füße liegen fest auf.

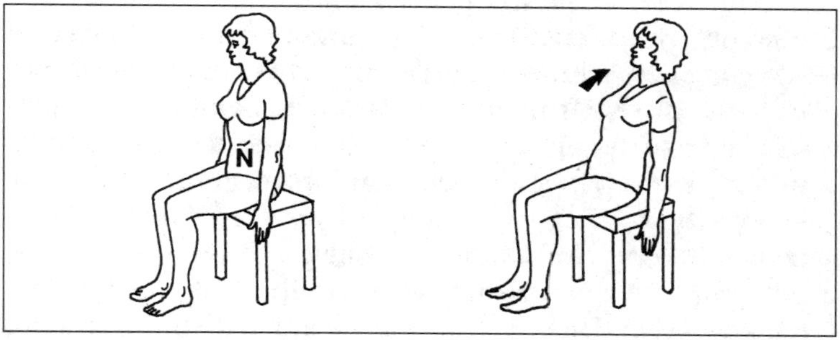

- Strecken Sie den Oberkörper langsam nach hinten.
- Kehren Sie in die Ausgangsstellung zurück.

Testergebnis
Wenn die im Test ausgeführte Bewegung mit dem Oberkörper nach hinten Unbehagen oder Schmerzen verursacht oder vorhandene Beschwerden verschlimmert, führen Sie die Selbstbehandlung folgendermaßen aus:

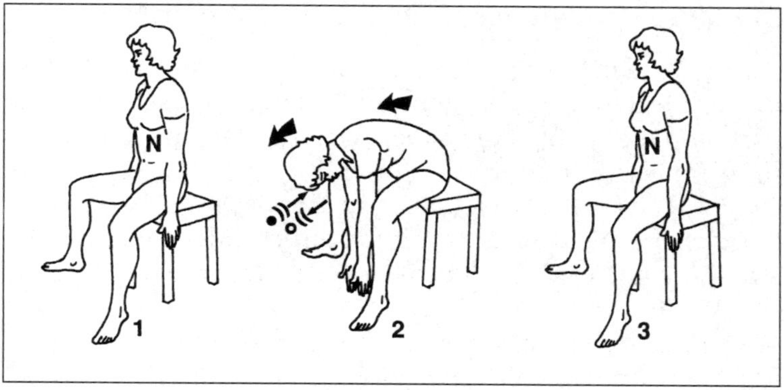

1. Ausgangsstellung: Aufrecht und entspannt mit gespreizten Beinen sitzen, Oberschenkel müssen parallel zum Boden sein und die Füße fest und flach aufliegen.
2. Lassen Sie Kopf und Oberkörper langsam und locker so weit wie möglich zwischen die Beine nach vorn fallen. Versuchen Sie einerseits nicht, den Boden zu berühren, andererseits aber auch nicht, die Stellung mit der Rückenmuskulatur zu halten, hängen Sie einfach locker! In dieser Stellung bleiben und 5 Zilgrei-Atmungszyklen durchführen: Einatmen – 5 Sekunden Pause, ausatmen – 5 Sekunden Pause, insgesamt fünfmal wiederholen. Wenn Sie das Gefühl haben, dass sich der Kopf in der hängenden Stellung zu stark mit Blut füllt, heben Sie ihn während der Einatmung und der darauf folgenden Pause und lassen Sie ihn in der Ausatmung wieder locker fallen.
3. Nach Abschluss der 5 Atmungszyklen kehren Sie *langsam* in die Ausgangsstellung zurück, *indem* Sie sich mit den Händen auf den Oberschenkeln abstützen.
4. Beenden Sie die Selbstbehandlung indem Sie zur Kontrolle die Bewegung nach hinten ausführen.

Die GROSSTRAPPE zur Nachsorge und Prophylaxe

Wenn Sie beim nach hinten Strecken keine Symptome haben, nutzen Sie die GROSSTRAPPE, um die Rückenmuskulatur elastisch und die Wirbelsäule beweglich zu halten, und zur Förderung der Durchblutung im Kopf- und Nackenbereich.

Strandläufer *Selbstbehandlung Nr. 52*

Die Selbstbehandlung STRANDLÄUFER hilft bei Beschwerden im Lenden-Kreuzbeinbereich sowie im Becken, im Hüftgelenk, in der Leistengegend und in den Ileosakralgelenken. Im Übrigen wird sie eingesetzt bei Schmerzen in der Lendenwirbelsäule mit Ausstrahlung in die Beine.

Bewegungsebene: Drehen des Beins auf der Horizontalebene.

Besondere Hinweise

Ziehen Sie die Schuhe aus. Die Abbildungen zeigen den Test und die Selbstbehandlung nur mit dem linken Bein. Sie testen nacheinander erst das eine und dann das andere Bein in beiden Richtungen und führen dann die Selbstbehandlung zuerst mit dem weniger betroffenen Bein aus und im Anschluss mit dem stärker betroffenen, vorausgesetzt, Sie können mit dem Letzteren überhaupt eine Zilgrei-Stellung einnehmen. Es werden die Beine immer nacheinander, nie gleichzeitig getestet und behandelt. Am besten, Sie stellen sich sowohl beim Testen als auch bei der Selbstbehandlung mit dem Gesäß gegen einen Tisch oder gegen die Wand, damit Sie nicht den ganzen Körper sondern nur das Bein nach innen und außen drehen. Während der Anwendung ruht das Körpergewicht auf beiden Füßen.

TEST vor Ausführung der Selbstbehandlung STRANDLÄUFER

Ausgangsstellung für den Test: Aufrecht und entspannt stehen, Beine leicht gespreizt, Knie des Standbeines locker, während das zu behandelnde Bein leicht gestreckt ist.

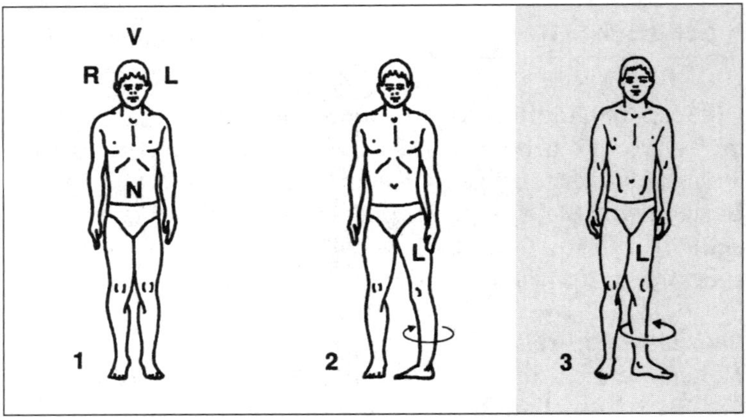

- Drehen Sie langsam den linken Fuß nach innen (weiße Figur).
- Kehren Sie in die Ausgangsstellung zurück.
- Drehen Sie langsam den linken Fuß nach außen (graue Figur).

  Wiederholen Sie den gleichen Ablauf mit dem rechten Bein.

Testergebnis A

Wenn Ihnen die Fußdrehung nach *innen* (weiße Figur) Beschwerden bereitet oder Ihre Schmerzen verschlimmert, oder wenn diese Bewegung im Vergleich zur Gegenseite eingeschränkt ist, führen Sie die Selbstbehandlung folgendermaßen aus:

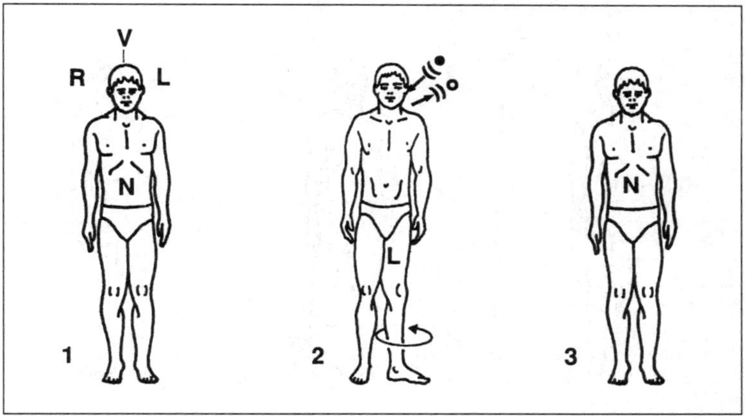

1. Ausgangsstellung: Barfuß, aufrecht, aber nicht steif, mit leicht gespreizten Beinen stehen.
2. Drehen Sie den Fuß langsam nach *außen* bis an die mögliche Bewegungsgrenze, ohne zu forcieren und auf jeden Fall ohne den Körper dabei zu drehen. Bleiben Sie in dieser Stellung während der 5 Zilgrei-Atmungszyklen: Einatmen – 5 Sekunden Pause, ausatmen – 5 Sekunden Pause, insgesamt fünfmal wiederholen.
3. Nach Abschluss der 5 Atmungszyklen kehren Sie in die Ausgangsstellung zurück.
4. Schließen Sie die Selbstbehandlung mit dem Kontrolltest ab.

Testergebnis B

Wenn die Fußdrehung nach *außen* (graue Figur) Beschwerden verursacht oder verschlimmert, oder wenn diese Bewegung eingeschränkt ist, führen Sie die Selbstbehandlung wie folgt aus:

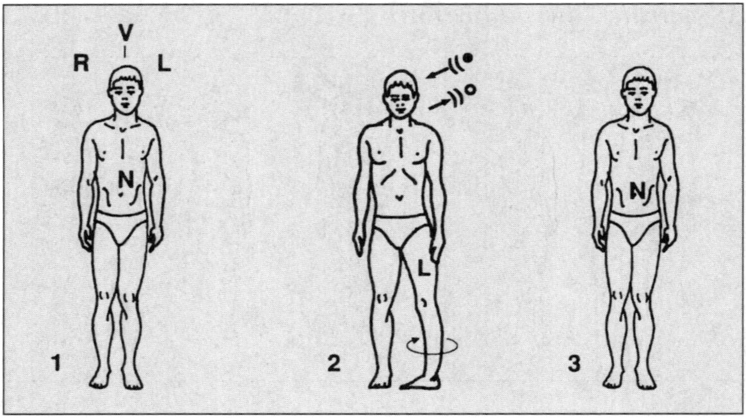

1. Ausgangsstellung: Barfuß, aufrecht und entspannt, mit leicht gespreizten Beinen stehen.
2. Fuß langsam nach *innen* nur bis an die mögliche Bewegungsgrenze drehen, ohne zu forcieren und ohne den Körper dabei zu drehen. Bleiben Sie in dieser Stellung während der 5 Zilgrei-Atmungszyklen: Einatmen – 5 Sekunden Pause, ausatmen – 5 Sekunden Pause, insgesamt fünfmal wiederholen.
3. Nach Abschluss der 5 Atmungszyklen kehren Sie in die Ausgangsstellung zurück.
4. Schließen Sie die Selbstbehandlung mit dem Kontrolltest ab.

Der STRANDLÄUFER zur Nachsorge und Prophylaxe

Wenn Sie keine symptomauslösende Bewegung ermitteln können, aber Ihre Hüftgelenke beweglich halten wollen, führen Sie den STRANDLÄUFER in seiner allgemeinen Anwendungsform aus.

Allgemeine Anwendungsform

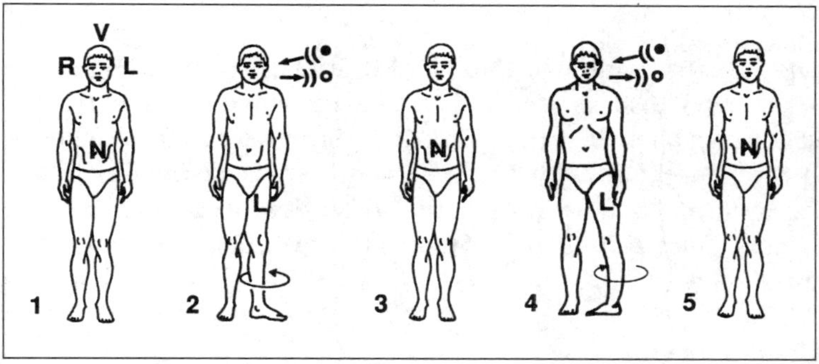

1. Ausgangsstellung.
2. Drehen Sie langsam den Fuß nach außen, ohne dabei den Körper zu drehen. Machen Sie in dieser Stellung 5 Zilgrei-Atmungszyklen: Einatmen – 5 Sekunden Pause, ausatmen – 5 Sekunden Pause, insgesamt fünfmal wiederholen.
3. Nach Abschluss der 5 Atmungszyklen kehren Sie in die Ausgangsstellung zurück.
4. Nun drehen Sie den Fuß langsam nach innen, ohne den Körper zu drehen, und machen wiederum 5 Zilgrei-Atmungszyklen: Einatmen – 5 Sekunden Pause, ausatmen – 5 Sekunden Pause, insgesamt fünfmal wiederholen.
5. Nach Abschluss der 5 Atmungszyklen kehren Sie langsam in die Ausgangsstellung zurück.

Stockente *Selbstbehandlung Nr. 2062*

Die Selbstbehandlung STOCKENTE hilft bei Kreuz- und Lendenschmerzen, insbesondere beim Übergang von der Lendenwirbelsäule zum Kreuzbein. Entsprechend bringt sie auch Linderung bei Hexenschuss, Ischias und Beckenschmerzen. Sie wirkt spannungslösend auf die Muskulatur im Lenden-Beckenbereich.

Bewegungsebene: Sanftes Strecken der Wirbelsäule auf der Sagittalebene.

Besondere Hinweise

Die Liegefläche sollte einigermaßen hart sein. Am besten legen Sie sich auf den Boden. Sie können ein kleines Kissen unter den Kopf legen, wenn Ihnen das bequemer ist. Hauptsache ist, dass der Kopf flach liegt und das Kinn nicht angehoben ist. Die Schultern liegen flach auf und zu diesem Zweck drehen Sie am besten die Handflächen in Richtung Decke.

Die Selbstbehandlung STOCKENTE erfordert keinen vorherigen Test. Wichtig ist, dass die erforderliche Stellung entspannend ist und keine Beschwerden macht.

1. Ausgangsstellung: in Rückenlage
2. Winkeln Sie die hüftbreit geöffneten Beine so an, dass Sie sich bequem und entspannt fühlen. Bleiben Sie in dieser Stellung und machen Sie 5 Zilgrei-Atmungszyklen: Einatmen – 5 Sekunden Pause, ausatmen – 5 Sekunden Pause, fünfmal wiederholen.
3. Beenden Sie die Selbstbehandlung indem Sie mit der letzten Ausatmung in die Ausgangsstellung zurückkehren.

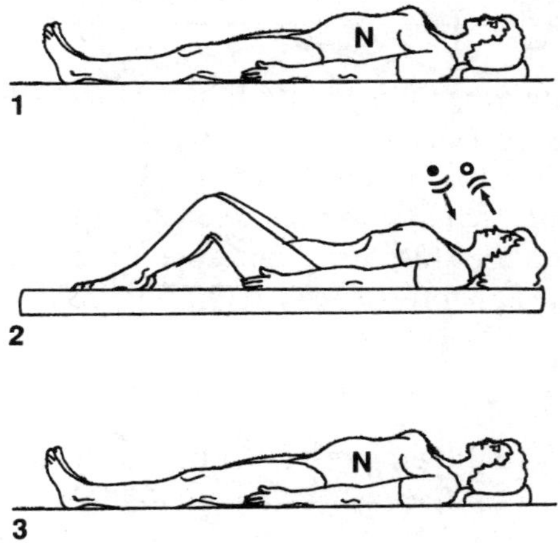

Die STOCKENTE zur Nachsorge und Prophylaxe

Die STOCKENTE hilft Ihnen besonders wenn Sie Entspannung brauchen. Sie können Sie zwei- bis dreimal pro Woche wie geschildert, aber auch dynamisch, d.h. mit Bewegung ausüben. Dann verfahren Sie folgendermaßen:

1. Ausgangsstellung: in Rückenlage, die Beine hüftbreit geöffnet.
2. Während Sie einatmen ziehen Sie die Beine, ohne sie vom Boden abzuheben, so weit wie bequem in Richtung Gesäß. Machen Sie in dieser Stellung die 5-Sekunden-Pause.
3. Während Sie ausatmen, strecken Sie die Beine wieder aus, ohne sie vom Boden abzuheben, und machen die 5-Sekunden-Pause mit entleerter Lunge.

   Wiederholen Sie den Ablauf insgesamt fünfmal.

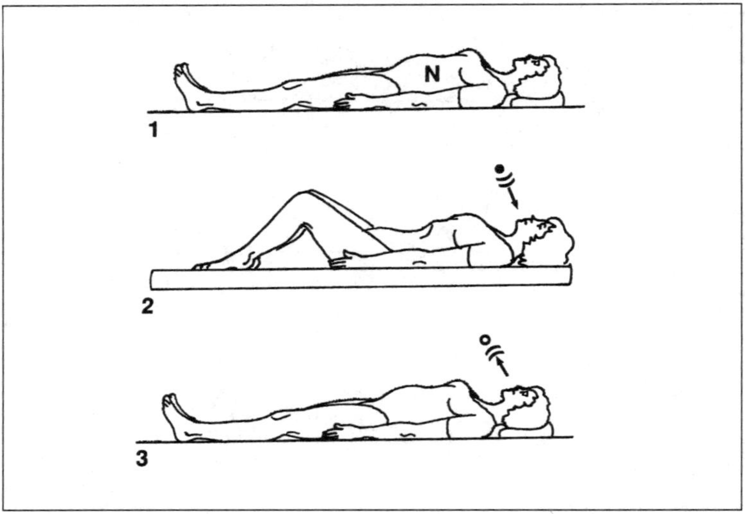

Manche Leute ziehen es vor, die Beine während der Ausatmung anzuziehen und während der Einatmung auszustrecken. Testen Sie vor Ausübung der Selbstbehandlung, was Ihnen angenehmer ist.

Schneeammer *Selbstbehandlung Nr. 887*

Die Selbstbehandlung SCHNEEAMMER lindert Schmerzen und Beschwerden in der gesamten Wirbelsäule, vor allem im Lendenbereich. Sie hilft bei Hexenschuss und Kreuzschmerzen mit Ausstrahlung in die Beine. Außerdem hält sie das gesamte Rückgrat beweglich, und durch die sanfte Streckung der Rückenmuskulatur können Verspannungen gelöst werden. Wir konnten beobachten, dass die regelmäßige Anwendung stark entspannend wirkt und Schlafstörungen abhilft oder sie sogar beseitigt.

Bewegungsebene: Beugen und Strecken des Körpers in Seitenlage auf der Sagittalebene.

Besondere Hinweise

Die Liegefläche soll weder zu hart noch zu weich sein; ein Bett, dessen Matratze nicht einsackt, ist am besten geeignet. Der Körper liegt auf der Seite und darf sich während der Ausübung der Selbstbehandlung nicht nach hinten oder vorn verlagern. Zum Zweck der bestmöglichen Entspannung legen Sie ein kleines Kissen zwischen die Knie. Der Arm auf der Liegefläche kann angewinkelt unter den Kopf gelegt werden.

TEST vor Ausübung der Selbstbehandlung SCHNEEAMMER

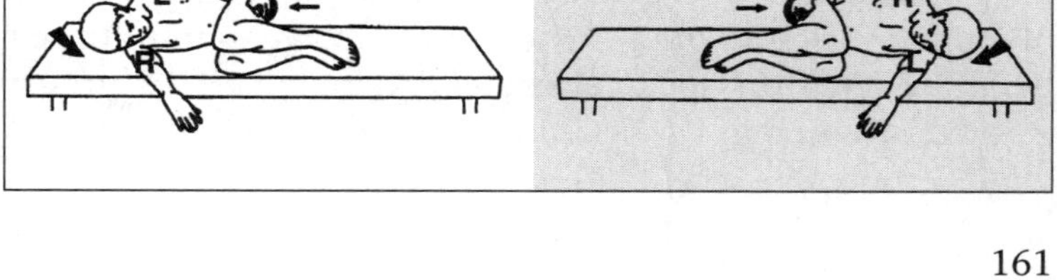

- Legen Sie sich auf die rechte Körperseite und rollen Sie sich in die Fötusstellung zusammen, indem Sie gleichzeitig die Beine anziehen und den Kopf in Richtung Beine beugen (weiße Figur).
- Legen Sie sich nun auf die linke Körperseite und wiederholen Sie die gleiche Bewegung.

Testergebnis A

Wenn Ihnen die Stellung auf der *rechten* Körperseite unangenehm ist, oder wenn dabei bestehende Beschwerden zunehmen, führen Sie die Selbstbehandlung folgendermaßen aus:

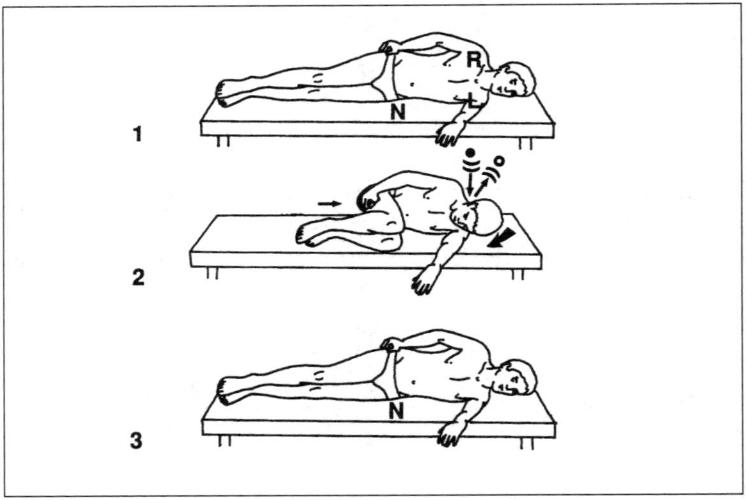

1. Ausgangsstellung: Legen Sie sich auf die *linke* Körperseite.
2. Rollen Sie sich in die Fötusstellung zusammen und führen Sie 5 Zilgrei-Atmungszyklen aus: Einatmen – 5 Sekunden Pause, ausatmen – 5 Sekunden Pause, insgesamt fünfmal wiederholen.

3. Kehren Sie mit der letzten Ausatmung in die Ausgangsstellung zurück, rollen Sie sich auf den Rücken und entspannen Sie sich.
4. Machen Sie den Kontrolltest, indem Sie die Fötusstellung auf der rechten Körperseite einnehmen.

Testergebnis B

Wenn Ihnen die Stellung auf der *linken* Seite unangenehm ist, oder wenn sie Beschwerden hervorruft, verfahren Sie wie folgt:

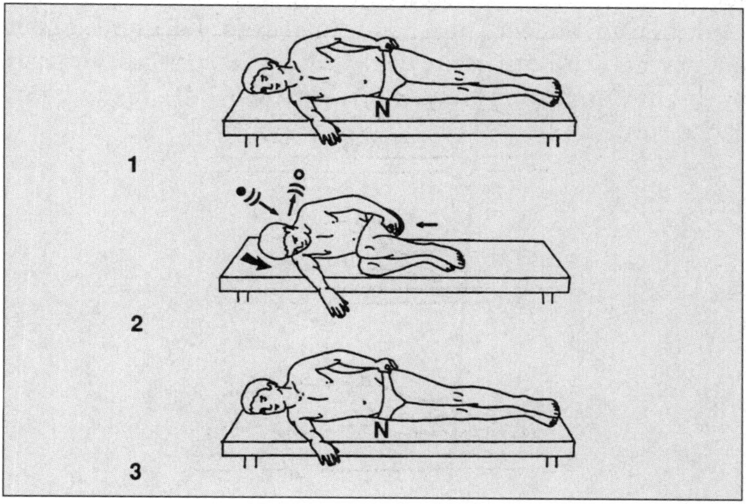

1. Ausgangsstellung: Legen Sie sich auf die *rechte* Körperseite.
2. Rollen Sie sich in die Fötusstellung zusammen und führen Sie 5 Zilgrei-Atmungszyklen aus: Einatmen – 5 Sekunden Pause, ausatmen – 5 Sekunden Pause, insgesamt fünfmal wiederholen.
3. Kehren Sie mit der letzten Ausatmung in die Ausgangsstel-

lung zurück, rollen Sie sich auf den Rücken und entspannen Sie sich.

4. Machen Sie den Kontrolltest, indem Sie die Fötusstellung auf der linken Körperseite einnehmen.

Die SCHNEEAMMER zur Nachsorge und als Prophylaxe

Wenden Sie die SCHNEEAMMER an, damit Ihre alten Beschwerden nicht wieder auftreten, aber auch zum Entspannen. Kurz vor dem Einschlafen sorgt sie für einen ruhigen, entspannten Schlaf. Wählen Sie dabei die Anwendungsform, die Ihnen am angenehmsten ist: entweder auf der linken oder auf der rechten Körperseite liegend. Sowohl zur Nachsorge als auch zur Prophylaxe wenden Sie sie zwei- oder dreimal pro Woche an.

Uferschwalbe

Selbstbehandlung Nr. 479

Die Selbstbehandlung UFERSCHWALBE hilft bei Kreuz- und Lendenschmerzen, bei Hexenschuss und Ischias sowie bei Schmerzen in der Leiste, in den Oberschenkeln und in den Hüftgelenken.

Bewegungsebene: Bewegung des Beins auf der Horizontalebene.

Besondere Hinweise

Die Selbstbehandlung wird im Sitzen auf einem Hocker ausgeführt, der gerade so hoch ist, dass sich die Oberschenkel parallel zum Boden befinden.

Die Abbildungen zeigen den Test und die Selbstbehandlung nur mit dem rechten Bein. Sie testen nacheinander erst das eine und dann das andere Bein in beiden Richtungen und führen dann die Selbstbehandlung zuerst mit dem weniger betroffenen Bein aus und im Anschluss mit dem stärker betroffenen, vorausgesetzt, Sie können mit dem Letzteren überhaupt eine Zilgrei-Stellung einnehmen. Es werden die Beine immer nacheinander getestet und behandelt. Wir empfehlen Ihnen, die Arme und Hände zu Hilfe zu nehmen, indem Sie in der einen Richtung mit der Hand das Knie leicht nach unten drücken bzw. in der Gegenrichtung das Knie mit beiden Händen umfassen und es nicht zu sich heran, sondern in Richtung Körpermitte ziehen. Achten Sie auf die Pfeile, die die Bewegungsrichtung angeben.

TEST vor Ausübung der Selbstbehandlung UFERSCHWALBE

Ausgangsstellung: Sitzen Sie aufrecht und entspannt, und legen Sie das rechte Fußgelenk auf den linken Oberschenkel knapp über dem Knie.

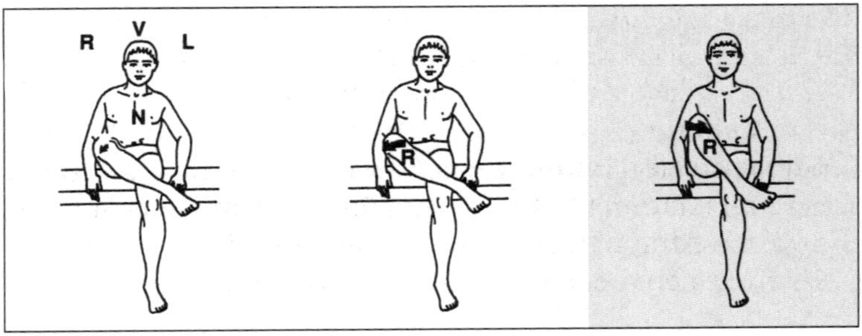

1. Lassen Sie das Knie nach unten fallen oder drücken Sie es mit der Hand *sanft* nach unten (weiße Figur)
2. Kehren Sie in die Ausgangsstellung zurück.
3. Ziehen Sie das Knie mit den Händen sanft in Richtung Körpermitte (graue Figur)

Testergebnis A

Wenn Ihnen das *Fallenlassen* (weiße Figur) des betroffenen Beins mehr Beschwerden verursacht, wenn Ihre bestehenden Beschwerden dabei zunehmen, oder wenn die Bewegung merklich eingeschränkt ist, führen Sie die Selbstbehandlung folgendermaßen aus:

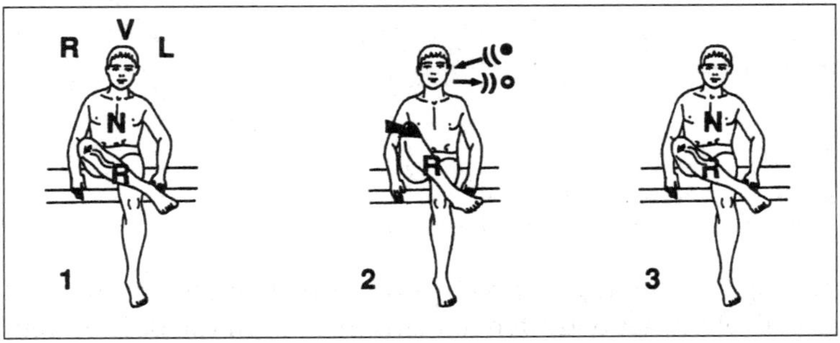

1. Ausgangsstellung: Sitzen Sie aufrecht und entspannt, und legen Sie das Fußgelenk des betroffenen Beins (in diesem Fall des rechten) auf den Oberschenkel des *linken,* knapp über dem Knie.
2. Umfassen Sie das Knie mit beiden Händen und ziehen Sie es sanft in Richtung Körpermitte. Führen Sie in dieser Stellung 5 Zilgrei-Atmungszyklen aus: Einatmen – 5 Sekunden Pause, ausatmen – 5 Sekunden Pause, insgesamt fünfmal wiederholen.
3. Nach Abschluss der 5 Atmungszyklen kehren Sie langsam in die Ausgangsstellung zurück.
4. Zählen Sie zuerst im Kopf bis 5 und schließen Sie dann die Selbstbehandlung mit dem Kontrolltest ab.

Testergebnis B

Wenn das *Anheben* des betroffenen Beins (graue Figur) Beschwerden verursacht oder Schmerzen verschlimmert, oder wenn die Bewegung merklich eingeschränkt ist, führen Sie die Selbstbehandlung wie folgt aus:

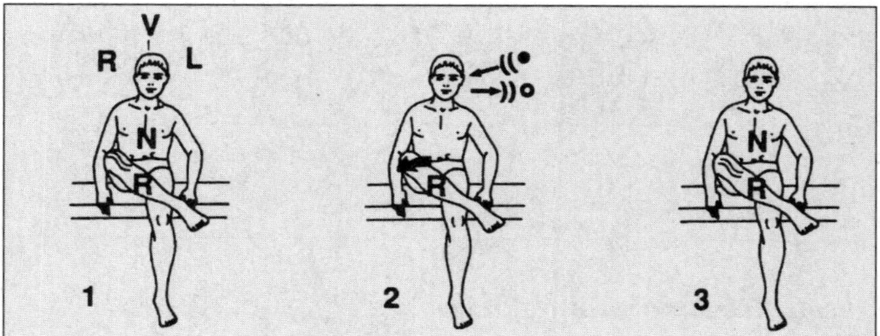

1. Ausgangsstellung: Aufrecht und entspannt sitzen und das Fußgelenk des betroffenen Beins (in diesem Fall des rechten) auf den linken Oberschenkel knapp über dem Knie legen.

2. Lassen Sie das Knie so weit es geht, ohne zu forcieren, nach unten fallen. In dieser Stellung 5 Zilgrei-Atmungszyklen durchführen: Einatmen – 5 Sekunden Pause, ausatmen – 5 Sekunden Pause, insgesamt fünfmal widerholen.
3. Nach Abschluss der 5 Atmungszyklen kehren Sie langsam in die Ausgangsstellung zurück.
4. Zählen Sie zuerst im Kopf bis 5 und schließen Sie dann die Selbstbehandlung mit dem Kontrolltest ab.

Die UFERSCHWALBE zur Nachsorge und Prophylaxe

Wenn Ihre Schmerzen und Beschwerden vollkommen verschwunden sind, wenden Sie zur Förderung der Elastizität der Muskeln und der Beweglichkeit der Gelenke im Beckenbereich die UFERSCHWALBE wie abgebildet zuerst für das eine und dann das andere Bein an.

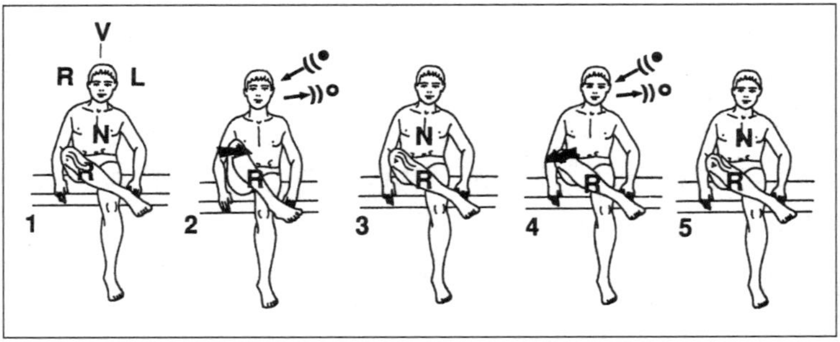

Allgemeine Anwendungsform

1. Ausgangsstellung: Sitzen Sie aufrecht und entspannt, und legen Sie das Fußgelenk des einen Beins (in diesem Fall des rechten) auf den Oberschenkel des linken, knapp über dem Knie.
2. Umfassen Sie das Knie mit beiden Händen und ziehen Sie es

sanft nach oben, in Richtung Körpermitte. Führen Sie in dieser Stellung 5 Zilgrei-Atmungszyklen aus: Einatmen – 5 Sekunden Pause, ausatmen – 5 Sekunden Pause, insgesamt fünfmal wiederholen.

3. Nach Abschluss der 5 Atmungszyklen kehren Sie langsam in die Ausgangsstellung zurück.
4. Lassen Sie nun das Knie nach unten fallen oder drücken Sie es mit den Händen sanft nach unten. Führen Sie in dieser Stellung 5 Zilgrei-Atmungszyklen aus: Einatmen – 5 Sekunden Pause, ausatmen – 5 Sekunden Pause, insgesamt fünfmal wiederholen.
5. Nach Abschluss der 5 Atmungszyklen kehren Sie langsam in die Ausgangsstellung zurück.

Perlhuhn *Selbstbehandlung Nr.37*

Die Selbstbehandlung PERLHUHN hilft bei Schmerzen und Beschwerden im Bereich der Lendenwirbelsäule, des Beckens und des Kreuzbeins. Sie ist sehr wirksam bei Blockierung der Ileosakralgelenke und hilft außerdem bei Hexenschuss und zur Korrektur des scheinbar kürzeren Beins.

Bewegungsebene: Anziehen des Beins auf der Sagittalebene

Besondere Hinweise

Die Liegefläche sollte einigermaßen hart sein, am besten legen Sie sich auf den Boden. Legen Sie eventuell ein kleines Kissen unter den Kopf um zu vermeiden, dass Sie den Kopf nach hinten strecken (der Nacken sollte gestreckt und nicht gebogen sein). Die Schulterblätter bleiben auf der Liegefläche; nehmen Sie deshalb u.U. ein Handtuch zu Hilfe, um das Bein zu sich heranzuziehen. Die Selbstbehandlung wird normalerweise nicht öfters als einmal, in Ausnahmefällen zweimal pro Tag durchgeführt.

Unsere Beobachtungen haben gezeigt, dass Rechtshänder am besten das linke Bein anziehen (Anwendungsform B, graue Figuren). Ausschlaggebend ist jedoch das Testergebnis vor Ausführung der Selbstbehandlung.

TEST vor Ausübung der Selbstbehandlung PERLHUHN

Ausgangsstellung für den Test: Legen Sie sich flach und entspannt auf den Boden.

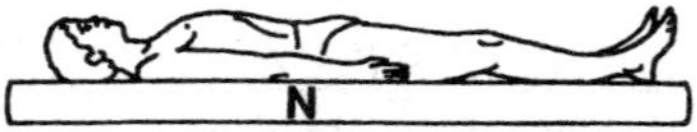

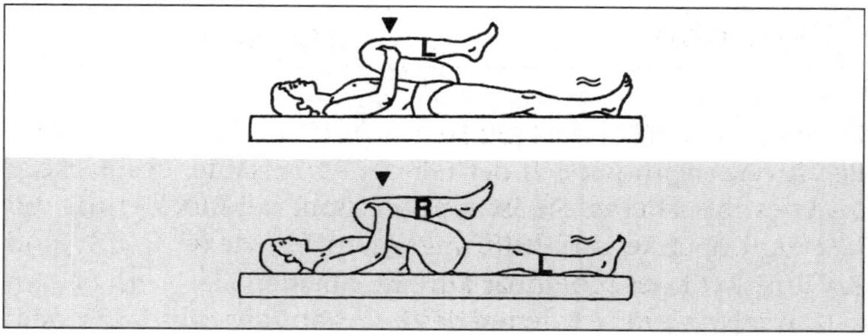

- Winkeln Sie das *linke* Bein an, und ziehen Sie es mit beiden Händen so nah wie möglich an sich heran, jedoch ohne zu forcieren (weiße Figur).
- Kehren Sie in die Ausgangsstellung zurück, indem Sie das linke Bein wieder ausstrecken.
- Winkeln Sie jetzt das *rechte* Bein an, und ziehen Sie es so nah wie möglich an sich heran (graue Figur).

Testergebnis A

Wenn Sie beim Anziehen des *linken* Beins (weiße Figur) Beschwerden haben, wenn sich dabei bestehende Schmerzen verschlimmern, oder wenn diese Bewegung im Vergleich zur Gegenseite eingeschränkt ist, führen Sie die Selbstbehandlung folgendermaßen aus:

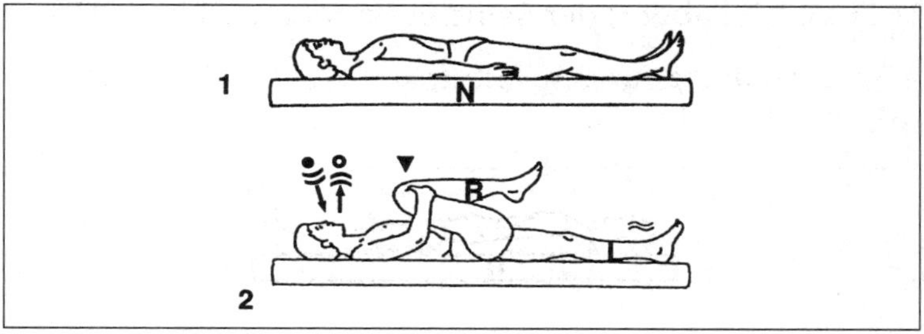

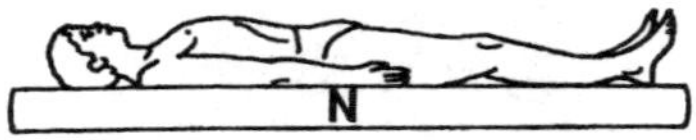

3

1. Ausgangsstellung: Flach auf dem Boden liegen, Arme entspannt neben dem Körper.
2. Winkeln Sie das *rechte* Bein an, und ziehen Sie es mit beiden Händen so nah wie möglich zu sich heran, ohne zu forcieren und ohne dabei die Schultern und den Kopf vom Boden abzuheben.
3. In dieser Stellung bleiben und 5 Zilgrei-Atmungszyklen durchführen: Einatmen – 5 Sekunden Pause, ausatmen – 5 Sekunden Pause, insgesamt fünfmal wiederholen.
4. Nach Abschluss der 5 Atmungszyklen kehren Sie langsam in die Ausgangsstellung zurück, indem Sie zuerst die Ferse aufsetzen und dann den Fuß nach unten schieben, bis das Bein flach liegt.
5. Zählen Sie zuerst im Kopf bis 5 und schließen Sie dann die Selbstbehandlung mit dem Kontrolltest ab.

Testergebnis B

Wenn sich Ihre Beschwerden beim Anziehen des *rechten* Beins (graue Figur) einstellen oder verschlimmern, oder wenn diese Bewegung im Vergleich zur Gegenseite eingeschränkt ist, machen Sie die Selbstbehandlung wie folgt:

1

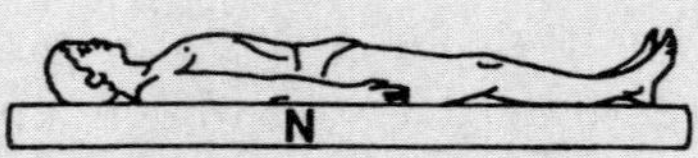

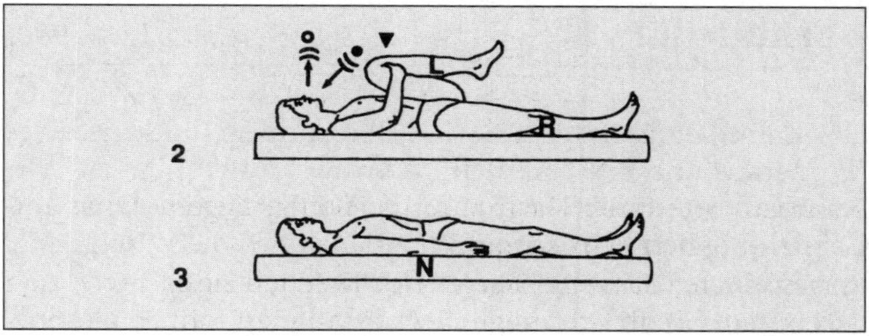

1. Ausgangsstellung: Flach auf dem Boden liegen, Arme entspannt neben dem Körper.
2. Winkeln Sie das *linke* Bein an, und ziehen Sie es mit beiden Händen so nah wie möglich zu sich heran, ohne zu forcieren und ohne dabei die Schultern und den Kopf vom Boden abzuheben.
3. In dieser Stellung bleiben und 5 Zilgrei-Atmungszyklen durchführen: Einatmen – 5 Sekunden Pause, ausatmen – 5 Sekunden Pause, insgesamt fünfmal wiederholen.
4. Nach Abschluss der 5 Atmungszyklen kehren Sie langsam in die Ausgangsstellung zurück, indem Sie zuerst die Ferse aufsetzen und dann den Fuß nach unten schieben, bis das Bein flach liegt.
5. Zählen Sie zuerst im Kopf bis 5 und schließen Sie dann die Selbstbehandlung mit dem Kontrolltest ab.

Das PERLHUHN zur Nachsorge und Prophylaxe

Führen Sie das PERLHUHN ein- bis dreimal pro Woche aus, wenn Ihre Beschwerden verschwunden sind. So können Sie der Beckenverlagerung vorbeugen, die das scheinbar kürzere Bein hervorruft. Machen Sie jedes Mal den Test vor der Anwendung.

Eistaucher

Selbstbehandlung Nr. 98

Die Selbstbehandlung EISTAUCHER lindert und beseitigt Schmerzen und Beschwerden im unteren Abschnitt der Wirbelsäule sowie im Becken. Sie kann auch bei Hexenschuss und Ischias eingesetzt werden und trägt dazu bei, die Wirbelsäule, insbesondere den Lendenbereich, beweglich zu halten.

Bewegungsebene: Drehen des Beckens auf der Horizontalebene.

Besondere Hinweise

Führen Sie die Selbstbehandlung ohne Schuhe aus. Besonders wichtig ist, dass Sie nur das Becken drehen. Die verschränkten Arme helfen, den Oberkörper gerade ausgerichtet zu halten und nicht mitzudrehen. Die Beine bewegen sich nur geringfügig mit, aber keinesfalls werden die Knie eingeknickt. Normalerweise ist die Bewegung nur klein, jedoch nicht die große Bewegung bringt die Wirkung, sondern die korrekt ausgeführte.

TEST vor Ausführung der Selbstbehandlung EISTAUCHER

Ausgangsstellung für den Test: Aufrecht und entspannt stehen, Beine leicht gespreizt und Knie locker, Arme locker über der Brust verschränkt.

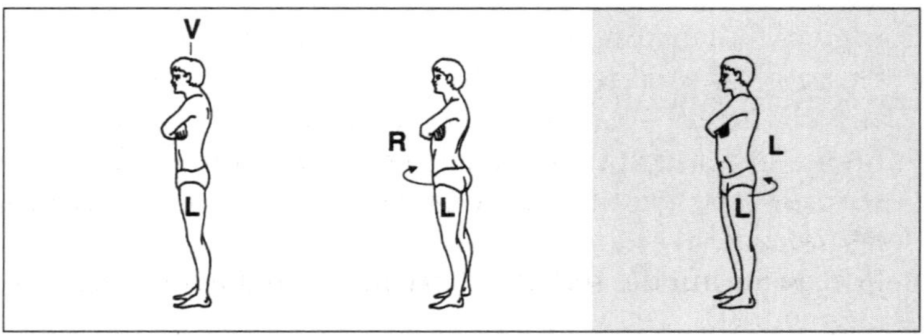

- Drehen Sie *nur das Becken* so weit es geht nach rechts, dabei bewegt sich die rechte Hüfte nach hinten und die linke nach vorn.
- Kehren Sie in die Ausgangsstellung zurück.
- Drehen Sie nun das Becken so weit es geht nach links: die linke Hüfte bewegt sich nach hinten und die rechte nach vorn.

Testergebnis A

Wenn bei der *Rechtsdrehung* (weiße Figur) Schmerzen oder Beschwerden auftreten oder zunehmen, oder wenn diese Bewegung im Vergleich zur Gegenseite eingeschränkt ist, führen Sie die Selbstbehandlung folgendermaßen aus:

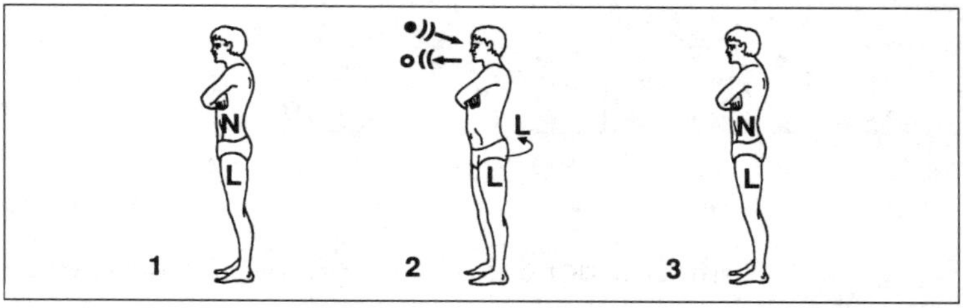

1. Ausgangsstellung: Ohne Schuhe, aufrecht und entspannt stehen, Beine leicht gespreizt, Arme locker über der Brust gekreuzt.
2. Drehen Sie langsam *nur das Becken* so weit wie bequem nach *links* (wenn es anstrengend ist, haben Sie das Bewegungsausmaß bereits übertrieben). Führen Sie in dieser Stellung 5 Zilgrei-Atmungszyklen durch: Einatmen – 5 Sekunden Pause, ausatmen – 5 Sekunden Pause, insgesamt fünfmal wiederholen.
3. Kehren Sie mit der sechsten Einatmung in die Ausgangsstellung zurück.

4. Zählen Sie zuerst im Kopf bis 5 und schließen Sie dann die Selbstbehandlung mit dem Kontrolltest ab.

Testergebnis B

Wenn die *Linksdrehung* (graue Figur) Beschwerden verursacht oder verschlimmert, oder wenn diese Bewegung im Vergleich zur Gegenseite eingeschränkt ist, machen Sie die Selbstbehandlung wie folgt:

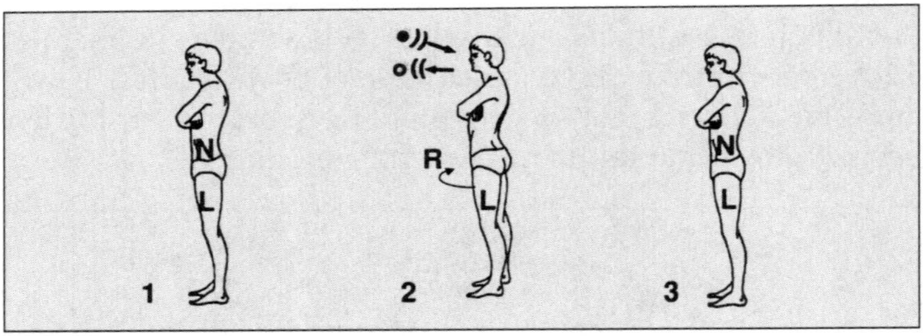

1. Ausgangsstellung: Ohne Schuhe, aufrecht und entspannt stehen, Beine leicht gespreizt, Arme locker über der Brust gekreuzt.
2. Drehen Sie langsam *nur das Becken* so weit wie bequem nach *rechts* (wenn es anstrengend ist, haben Sie das Bewegungsausmaß bereits übertrieben). Führen Sie in dieser Stellung 5 Zilgrei-Atmungszyklen durch: Einatmen – 5 Sekunden Pause, ausatmen – 5 Sekunden Pause, insgesamt fünfmal wiederholen.
3. Kehren Sie mit der sechsten Einatmung in die Ausgangsstellung zurück.
4. Zählen Sie zuerst im Kopf bis 5 und schließen Sie dann die Selbstbehandlung mit dem Kontrolltest ab.

Der EISTAUCHER zur Nachsorge

Zwei- oder dreimal pro Woche ausgeführt, verhindert der EISTAUCHER das Auftreten der alten Beschwerden. Befolgen Sie dafür die folgende Beschreibung.

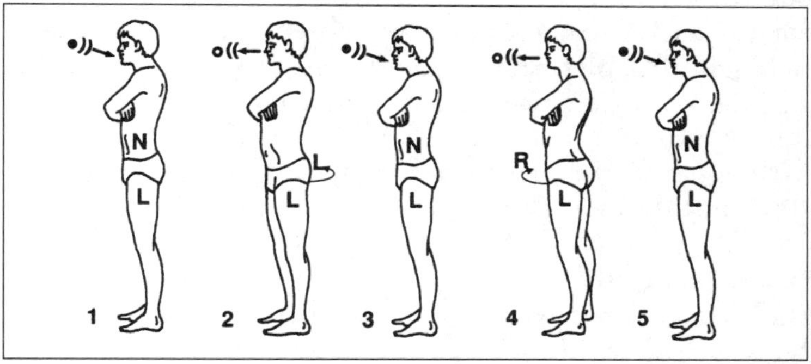

Allgemeine Anwendungsform

1. Ausgangsstellung: Ohne Schuhe, aufrecht und entspannt stehen, Beine leicht gespreizt, Arme locker über der Brust verschränkt. Atmen Sie ein und machen Sie die 5-Sekunden-Pause.
2. Während Sie ausatmen, drehen Sie langsam *nur das Becken* so weit wie bequem nach *links* und machen die 5-Sekunden-Pause.
3. Beim Einatmen, kehren Sie in die Ausgangsstellung zurück und machen die 5-Sekunden-Pause mit voller Lunge.
4. Beim Ausatmen drehen Sie langsam *nur das Becken* so weit wie bequem nach *rechts* und machen die 5-Sekunden-Pause.
5. Während Sie einatmen, kehren Sie wieder in die Ausgangsstellung zurück und machen die 5-Sekunden-Pause mit voller Lunge.

   Wiederholen Sie den Vorgang fünfmal.

Türkentaube *Selbstbehandlung Nr. 4469*

Die Selbstbehandlung TÜRKENTAUBE lindert und beseitigt Schmerzen in der gesamten Wirbelsäule, insbesondere in den Abschnitten der Hals- und Lendenwirbelsäule und im Becken. Sie hilft auch bei Schmerzen, die in die Beine ausstrahlen, zum Beispiel bei Ischias, und ist zudem ausgezeichnet dazu geeignet, die Wirbelsäule beweglich zu halten und den Tonus der Rückenmuskulatur auszugleichen.

Bewegungsebene: Drehen der Beine und des Kopfes auf der Horizontalebene.

Besondere Hinweise

Die Liegefläche muss einigermaßen hart sein. Ideal ist eine Massageliege mit Nasenschlitz, da dadurch der Kopf in der Ausgangsstellung in einer geraden Linie mit der Wirbelsäule liegt. Ist eine derartige Liege nicht verfügbar, legen Sie ein zusammengerolltes Handtuch unter die Stirn und ein weiteres, größeres etwas unterhalb der Schlüsselbeine. Somit können Sie den Kopf gerade halten, ohne dass die Nase platt gedrückt und die Atmung behindert wird.

Bei dieser Selbstbehandlung wird der Kopf entgegengesetzt zu den Beinen gedreht. Verschlimmern sich Ihre Beschwerden dadurch, lassen Sie den Kopf gerade liegen.

TEST vor Ausführung der Selbstbehandlung Türkentaube

Ausgangsstellung für den Test: In Bauchlage, mit ca. 90° angewinkelten Beinen. Lassen Sie dabei die Füße locker und die Oberschenkel geschlossen.

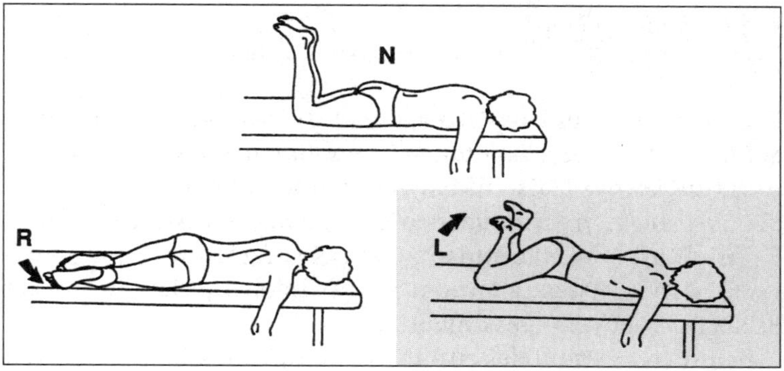

- Lassen Sie die Beine locker nach *rechts* fallen (weiße Figur).
- Kehren Sie in die Ausgangsstellung zurück.
- Lassen Sie nun die Beine locker nach *links* fallen (graue Figur).

Testergebnis A

Wenn Ihnen das Fallenlassen der Beine nach *rechts* Beschwerden verursacht, Ihre bestehenden Schmerzen verschlimmert, oder wenn diese Bewegung im Vergleich zur Gegenseite eingeschränkt ist, machen Sie die Selbstbehandlung folgendermaßen:

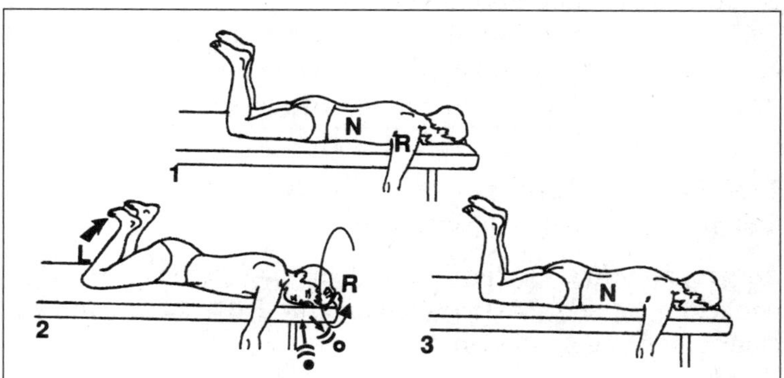

1. Ausgangsstellung: In Bauchlage, Kopf gerade, Beine ca. 90 Grad angewinkelt, Füße locker, Oberschenkel geschlossen.
2. Lassen Sie die Beine langsam und so weit es geht nach *links* fallen. Forcieren Sie nicht, sondern lassen Sie nur die Schwerkraft wirken. Gleichzeitig drehen Sie den Kopf nach *rechts*. Bleiben Sie in dieser Stellung während der 5 Zilgrei-Atmungszyklen: Einatmen – 5 Sekunden Pause, ausatmen – 5 Sekunden Pause, fünfmal wiederholen.
3. Nach Abschluss der 5 Atmungszyklen drehen Sie Kopf und Beine in die Ausgangsstellung zurück; Beine ausstrecken und entspannen.
4. Zählen Sie zuerst im Kopf bis 5 und schließen Sie dann die Selbstbehandlung mit dem Kontrolltest ab.

Testergebnis B

Wenn das Fallenlassen der Beine nach *links* schmerzhaft ist oder bestehende Beschwerden verstärkt, oder wenn diese Bewegung im Vergleich zur Gegenseite eingeschränkt ist, führen Sie die Selbstbehandlung wie folgt aus:

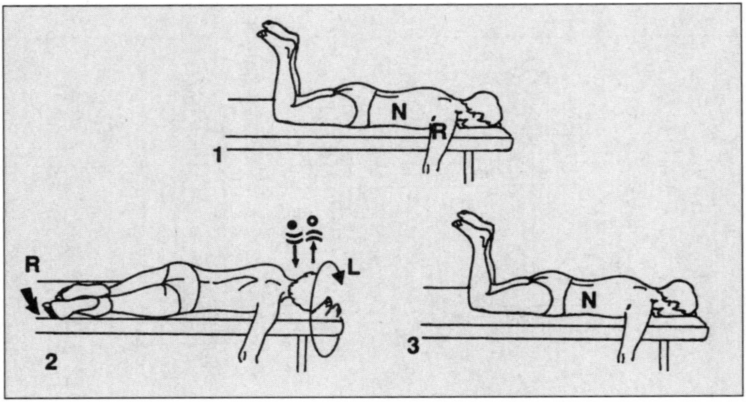

1. Ausgangsstellung: In Bauchlage, Beine ca. 90 Grad angewinkelt, Füße locker, Oberschenkel geschlossen.
2. Lassen Sie die Beine langsam nach *rechts* bis an die mögliche Bewegungsgrenze fallen. Forcieren Sie nicht, sondern lassen Sie nur die Schwerkraft wirken. Drehen Sie gleichzeitig den Kopf nach *links*. In dieser Stellung bleiben und 5 Zilgrei-Atmungszyklen durchführen: Einatmen – 5 Sekunden Pause, ausatmen – 5 Sekunden Pause, insgesamt fünfmal wiederholen.
3. Nach Abschluss der 5 Atmungszyklen kehren Sie wieder in die Ausgangsstellung zurück und entspannen sich.
4. Zählen Sie zuerst im Kopf bis 5 und schließen Sie dann die Selbstbehandlung mit dem Kontrolltest ab.

Die TÜRKENTAUBE zur Nachsorge und Prophylaxe

Um zu verhindern, dass Ihre alten Schmerzen wieder auftreten oder wenn Sie keine symptomauslösende Bewegung feststellen können, führen Sie die TÜRKENTAUBE nach Bedarf und entsprechend den folgenden Anweisungen aus:

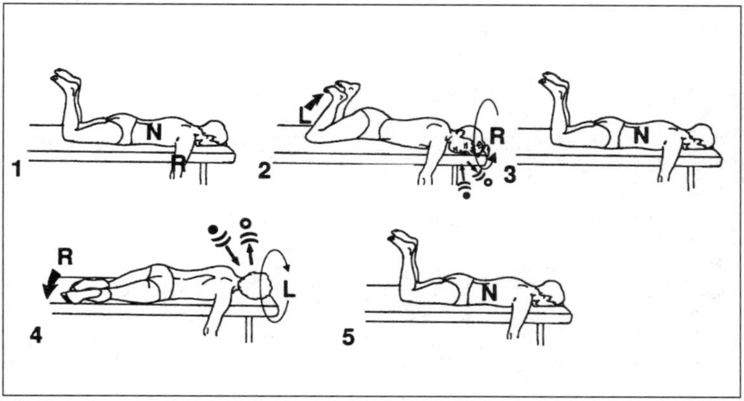

Allgemeine Anwendungsform

1. Ausgangsstellung: In Bauchlage, Kopf gerade, Beine ca. 90° angewinkelt, Füße locker, Oberschenkel geschlossen. Atmen Sie ein und machen Sie die 5-Sekunden-Pause.
2. Während Sie ausatmen lassen Sie die Beine locker nach *links* fallen, drehen den Kopf nach *rechts* und machen die 5-Sekunden-Pause.
3. Während Sie einatmen, kehren Sie in die Ausgangsstellung zurück und machen die 5-Sekunden-Pause mit voller Lunge.
4. Während Sie ausatmen lassen Sie die Beine locker nach *rechts* fallen, drehen den Kopf nach *links* und machen die 5-Sekunden-Pause.
5. Während Sie einatmen, kehren Sie wieder in die Ausgangsstellung zurück und machen die 5-Sekunden-Pause mit voller Lunge.
6. Wiederholen Sie den gesamten Vorgang insgesamt fünfmal.

Rauchschwalbe *Selbstbehandlung Nr. 1479*

Die Wirkung der Selbstbehandlung RAUCHSCHWALBE erstreckt sich hauptsächlich auf den unteren Abschnitt der Brustwirbelsäule und die Lendenwirbelsäule. Sie entspannt die Muskulatur in diesen Bereichen und wirkt ausgleichend auf deren Tonus. Außerdem hilft sie sehr gut bei steifem Rücken. Wir empfehlen die RAUCHSCHWALBE besonders Menschen, die eine sitzende Tätigkeit ausüben.

Bewegungsebene: Seitliches Neigen des Oberkörpers auf der Frontalebene.

Besondere Hinweise

Die Selbstbehandlung erfordert das seitliche Neigen des Oberkörpers, *nicht* das Verlagern des Gewichts von einer Gesäßhälfte auf die andere. Die Bewegung bzw. Stellung kommt zustande durch ein »Abknicken« in der Taille. Sobald Sie spüren, daß sich das Gewicht verlagert, haben Sie die Bewegung bereits übertrieben.

Setzen Sie sich nahe an die vordere Kante eines Stuhls mit harter Sitzfläche und ohne Armlehne, damit die Arme frei schwingen können.

TEST vor Ausübung der Selbstbehandlung RAUCHSCHWALBE

Ausgangsstellung: Aufrecht und entspannt sitzen, Oberschenkel parallel zum Boden, Knie hüftgelenkbreit geöffnet; Arme hängen locker neben dem Körper.

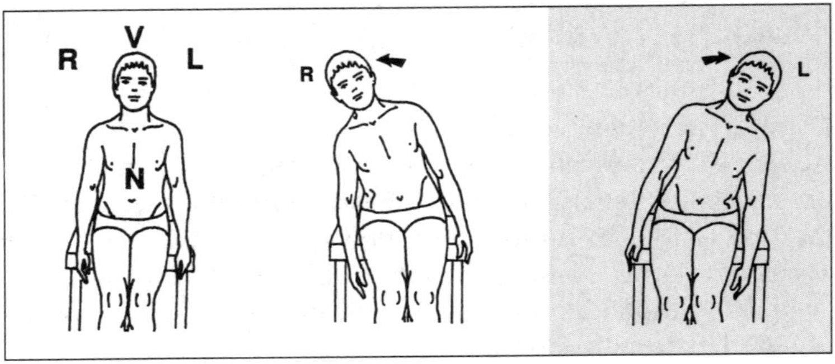

- Neigen Sie den Oberkörper langsam nach *rechts* (weiße Figur).
- Kehren Sie in die Ausgangsstellung zurück.
- Neigen Sie den Oberkörper langsam nach *links* (graue Figur).

Testergebnis A

Wenn das Neigen nach *rechts* (weiße Figur) Schmerzen oder Beschwerden verursacht oder verschlimmert, oder wenn die Bewegung im Vergleich zur Gegenseite eingeschränkt ist, üben Sie die Selbstbehandlung folgendermaßen aus:

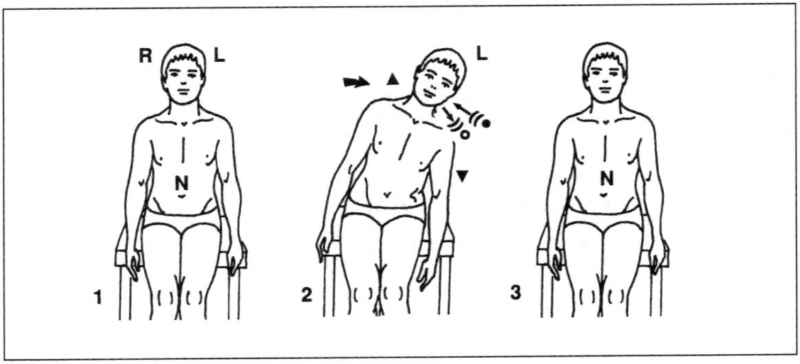

1. Ausgangsstellung: Setzen Sie sich aufrecht und entspannt hin, so weit nach vorn, dass die Arme frei schwingen können. Knie sind hüftgelenkbreit geöffnet, Oberschenkel parallel zum Boden und die Füße flach auf dem Boden.
2. Neigen Sie sich langsam nach *links* indem Sie in der Taille abknicken, ohne dabei das Gewicht merklich zu verlagern, und machen Sie 5 Zilgrei-Atmungszyklen: Einatmen – 5 Sekunden Pause, ausatmen – 5 Sekunden Pause.
3. Kehren sie mit der sechsten Einatmung in die Ausgangsstellung zurück und atmen Sie normal weiter.
4. Zählen Sie zuerst im Kopf bis 5 und schließen Sie dann die Selbstbehandlung mit dem Kontrolltest ab.

Testergebnis B

Wenn Ihnen das Neigen des Oberkörpers nach *links* (graue Figur) Schmerzen verursacht bzw. Ihre Beschwerden verstärkt, oder wenn diese Bewegung im Vergleich zur Gegenseite eingeschränkt ist, machen Sie die Selbstbehandlung wie folgt:

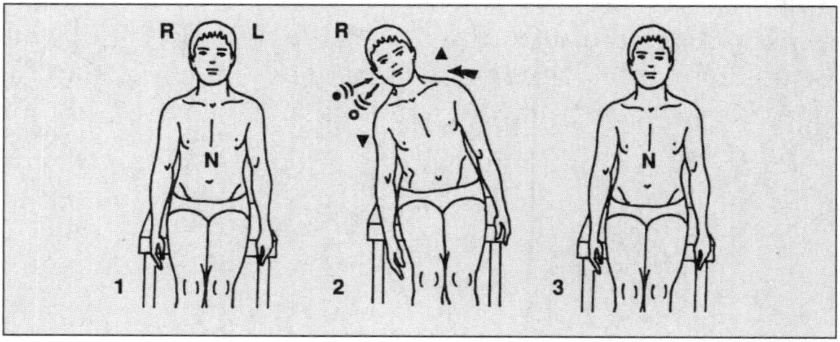

1. Ausgangsstellung: Setzen Sie sich aufrecht und entspannt hin, so weit nach vorn, dass die Arme frei schwingen können. Knie sind hüftgelenkbreit geöffnet, Oberschenkel parallel zum Boden und die Füße flach auf dem Boden.

2. Neigen Sie sich langsam nach *rechts,* indem Sie in der Taille abknicken, ohne dabei das Gewicht merklich zu verlagern, und machen Sie 5 Zilgrei-Atmungszyklen: Einatmen – 5 Sekunden Pause, ausatmen – 5 Sekunden Pause.
3. Kehren Sie mit der sechsten Einatmung in die Ausgangsstellung zurück und atmen Sie normal weiter.
4. Zählen Sie zuerst im Kopf bis 5 und schließen Sie dann die Selbstbehandlung mit dem Kontrolltest ab.

Die RAUCHSCHWALBE zur Nachsorge und Prophylaxe

Wenn Sie beim Test weder nach rechts noch nach links Symptome verspüren oder die RAUCHSCHWALBE zur Prophylaxe anwenden möchten, wählen Sie die nachfolgend beschriebene Anwendungsform.

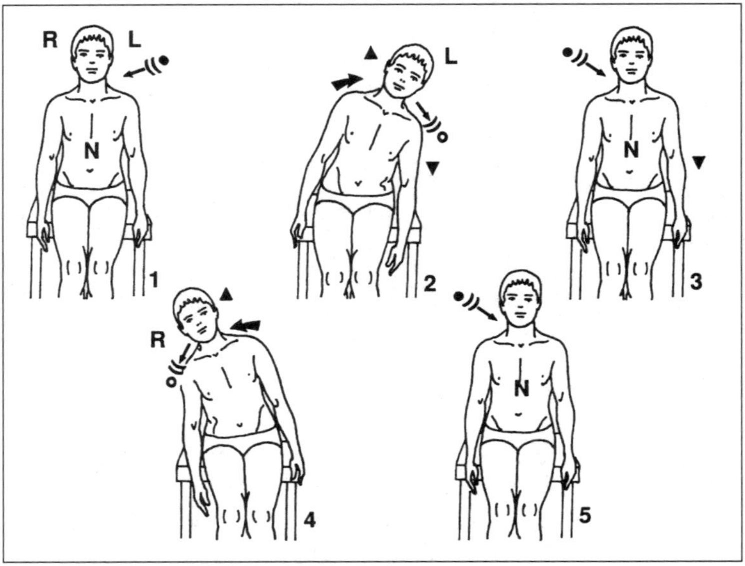

Allgemeine Anwendungsform

1. Ausgangsstellung: Sitzen Sie aufrecht und entspannt, Knie leicht geöffnet, so weit nach vorn, dass die Arme frei schwingen können. Atmen Sie ein und machen Sie die 5-Sekunden-Pause.
2. Während Sie ausatmen, neigen Sie sich langsam nach *links,* indem Sie in der Taille abknicken, ohne dabei das Gewicht merklich zu verlagern, und machen die 5-Sekunden-Pause.
3. Während Sie einatmen kehren Sie in die Ausgangsstellung zurück und machen die 5-Sekunden-Pause.
4. Während Sie ausatmen neigen Sie sich nach *rechts* und machen die 5-Sekunden-Pause.
5. Während Sie einatmen kehren Sie in die Ausgangsstellung zurück und machen die 5-Sekunden-Pause.
   Wiederholen Sie den gesamten Ablauf fünfmal.

Was tun, wenn die gewünschte Wirkung ausbleibt?

Erwarten Sie von Zilgrei keine Wunder! Seien Sie vielmehr geduldig sowohl mit sich selbst als auch mit der Methode, und verlieren Sie nicht gleich den Mut, wenn Ihre Schmerzen nicht sofort verschwinden. In vielen Fällen stellt sich bereits nach der ersten Anwendung schon eine Besserung ein, in anderen, besonders bei hartnäckigen, chronischen Beschwerden, dauert es etwas länger. Wichtig ist, dass Sie die Verbesserungen erkennen, auch wenn sie noch so gering sind oder sich anfänglich »nur« in der Zunahme der Bewegungsspanne ausdrücken. Das ist schon sehr viel, denn es besteht eine direkte Verbindung zwischen Bewegungseinschränkung und Schmerzen.

Wenn also zu Beginn der Therapie die Schmerzen sich nicht verändern, aber die Bewegungsspanne zunimmt, bedeutet das, dass Ihr Körper auf die Selbstbehandlungen anspricht. Fahren Sie deshalb mit der regelmäßigen Anwendung fort, Sie werden sehen, dass auch Ihre Schmerzen abnehmen und mit der Zeit verschwinden.

Beschwerden können generell in drei Kategorien eingeteilt werden, in:

1. akute
2. chronische
3. wiederholte, krampfartige, wechselhafte

Seit Kurzem bestehende, akute Beschwerden sprechen erfahrungsgemäß ziemlich rasch auf die Zilgrei-Selbstbehandlungen an.

Chronische Erkrankungen brauchen meist länger, obwohl sich kleine Anzeichen der Besserung bereits nach den ersten Anwendungen bemerkbar machen.

Wiederholt auftretende, krampfartige oder wechselhafte Zustände können sich wie akute, aber auch wie chronische oder eine Kombination von beiden verhalten.

Sie sollten sich darüber im Klaren sein, wie wichtig es ist, ein Nachsorgeprogramm zu befolgen, sobald sich Ihr Gesundheitszustand gebessert hat und Sie keine Schmerzen mehr haben. Besonders Menschen, deren Beschwerden in die dritte Kategorie fallen, tendieren dazu, die Anwendung der Methode aufzugeben, sobald sich ihr Zustand gebessert hat. Gerade sie sollten sich Zilgrei zur Gewohnheit machen, weil sie meist abwechselnd zwischen akutem und chronischem Zustand schwanken. Der Körper braucht einfach Zeit, bis er in der Lage ist, Schäden zu beheben, die sich über einen langen Zeitraum hin entwickelt haben.

Wenn Sie nach einigen Tagen der Anwendung überhaupt keine positive Wirkung feststellen, die Schmerzen unvermindert anhalten und die Beweglichkeit nicht im Geringsten zugenommen hat, ist es gut möglich, dass Sie die Selbstbehandlungen falsch ausführen oder sich jene ausgesucht haben, die für Ihre Beschwerden nicht geeignet sind.

Überprüfen Sie, ob Sie die Zilgrei-Atmung korrekt durchführen, ob Sie die angesprochene Bewegungsebene präzise einhalten, ob Sie die in den Anweisungen vorgeschriebene Stellung während der gesamten fünf Atmungszyklen beibehalten.

Wenn Sie sich überzeugt haben, dass Sie alles richtig machen, versuchen Sie es mit einigen Selbstbehandlungen, die Sie noch nicht ausprobiert haben. Vielleicht sind einige darunter, auf die Sie besser ansprechen.

Hilft auch das nichts, wenden Sie sich an Zilgrei-Lehrerinnen oder -Lehrer oder an Zilgrei-Therapeutinnen oder -Therapeuten. Sie kennen noch viele andere Selbstbehandlungen und sind darüber hinaus aufgrund ihres Wissens, fähig, Ihnen für Sie »maßgeschneiderte« Selbstbehandlungen zu empfehlen.

Es könnte nämlich gut sein, dass die Ursachen Ihrer Kreuzschmerzen nicht in diesem Körperbereich liegen, sondern in einem anderen Teil der Wirbelsäule, etwa im Nackenbereich. Sie sollten dann logischerweise Selbstbehandlungen für die Halswirbelsäule anwenden, die in diesem Buch, mit Ausnahme des SCHWANS, nicht enthalten sind. Umgekehrt kommt es auch häufig vor, dass eine Selbstbehandlung für das Becken oder die Lendenwirbelsäule Kopfschmerzen oder einen steifen Hals zum Verschwinden bringt. Entsprechend der Logik des Ganzkörperprinzips ist es einleuchtend, dass eine Selbstbehandlung für einen bestimmten Körperteil eine positive Wirkung auch auf andere Körperbereiche ausübt. Zum Beispiel eine Anwendung für:

- die Halswirbelsäule kann günstige Auswirkungen auf den Kopf, die Schultern, die Arme und die Brustwirbelsäule haben.
- die Brustwirbelsäule kann günstige Auswirkungen auf den Nacken, die Schultern, die Arme und die Lendenwirbelsäule haben.
- die Lendenwirbelsäule kann günstige Auswirkungen auf die Brustwirbelsäule, auf das Becken, auf Beine und Füße haben.
- das Becken kann günstige Auswirkungen auf die Lendenwirbelsäule, die Beine und die Füße haben.
- die Beine können günstige Auswirkungen für das Becken, die Knie, die Fußgelenke und die Füße haben.

Neue Gewohnheiten im Alltag

Wie wir im Kapitel über die Ursachen von Rückenschmerzen erläutert haben, ist Krankheit kein Zustand, der plötzlich vom Himmel fällt, sondern ein Prozess, der sich aus stetig wiederholten Bewegungs- und Verhaltensmustern über einen längeren Zeitraum fortsetzt. Es ist nicht die »dumme« Bewegung, das Tragen des Koffers, das Ausstrecken nach der Tasse im Küchenschrank, die lange Autofahrt usw., die der Grund für die Rückenschmerzen sind. Sie sind nicht die Ursache sondern der Auslöser, sozusagen der letzte Tropfen, der den Krug zum Überlaufen bringt. Damit Sie nicht Ihr Leben lang von einer Therapie zur nächsten pilgern, oder endlos Zilgrei-Selbstbehandlungen machen müssen, ist es einfacher und klüger, sich einige wenige neue Gewohnheiten zuzulegen, die Sie ohne großen Aufwand in Ihren Alltag integrieren können. Am Anfang müssen Sie diese Veränderungen ganz bewusst vornehmen, sie sich immer wieder ins Gedächtnis rufen, sie willentlich und mit Vorsatz ausführen. Es dauert nicht lange, dann hat Ihr Körper sie gelernt und verinnerlicht und dann sitzen, stehen, gehen, arbeiten und bewegen Sie sich ganz automatisch ausgeglichen und körpergerecht.

Sitzen

Gesundes Sitzen hängt von drei maßgeblichen Faktoren ab: von den Sitzmöbeln, von der Verhaltensweise und vom Alter. Meist prägen Sitzmöbel und Alter die Verhaltensweise. Auf dummen Sitzmöbeln lässt sich schwer gescheit sitzen. In der Jugend sitzt man nicht, es gilt bequem und lässig zu sein, d.h. man fläzt sich, kauert, sackt zusammen. Hingegen aus Not oder Tugend lehrt das Altern, was zuträglich ist und was schadet. Wir verbringen einen Großteil unseres Lebens sitzend, davon – wie eine Studie kürzlich zeigte – sieben Jahre im Auto! Grund genug, sich mit dem Sitzen ernsthaft zu befassen.

Die korrekte, körpergerechte Sitzstellung haben wir im Kapitel »Die Ausgangsstellung« beschrieben. Es gibt aber noch ein paar Tricks, wie Sie »therapeutisch« sitzen können, d.h. in Stellungen, in denen das Becken und damit auch die Wirbelsäule entlastet sind. Wir gehen jetzt in den folgenden Beispielen wieder von der Mehrheit, d. h. von den Rechtshändern aus. Versuchen Sie folgende Entlastungsstellungen:

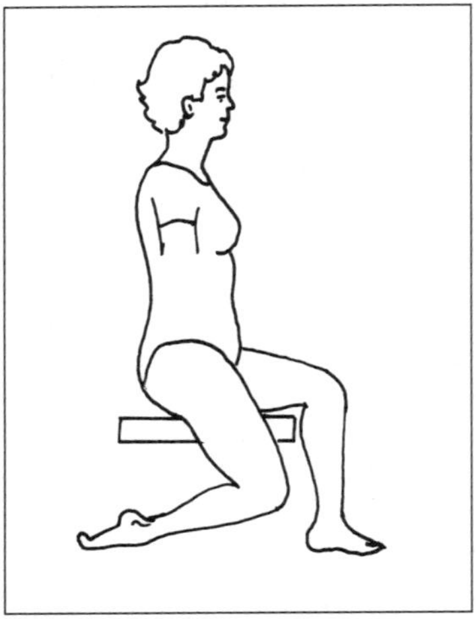

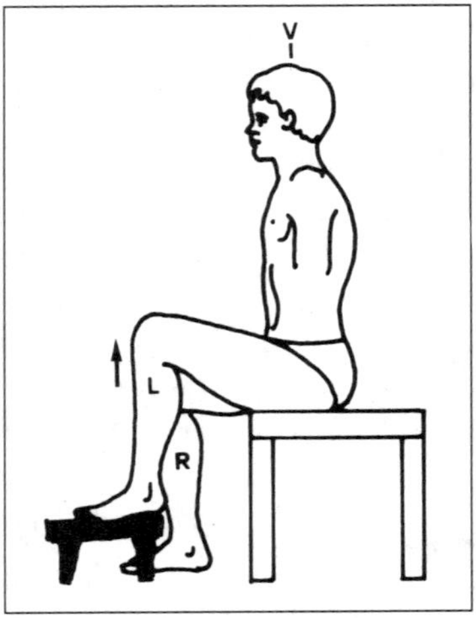

Setzen Sie sich in die Nähe des rechten Randes des Stuhls und lassen Sie das *rechte* Bein nach unten fallen. In dieser Stellung sollte sich Ihre Wirbelsäule aufrichten und vielleicht merken Sie, wie Ihre Becken- und Rückenmuskulatur lockerer wird. Sie brauchen nicht stundenlang so zu sitzen, aber wenn Sie eine sitzende Tätigkeit haben, bringt diese Stellung häufig Entspannung, also nehmen Sie sie öfter im Verlauf des Tages ein. Wenn sie dazu noch 5 Zyklen der Zilgrei-Atmung machen, ist das eine richtige Erholung. Andererseits, wenn Sie dabei Schmerzen empfinden, versuchen Sie es mit der umgekehrten Stellung.

Eine andere Möglichkeit ist, unter Ihren Schreibtisch einen kleinen Schemel zu stellen, nicht höher als 10 – 13 cm, auf den Sie während längerem Sitzen Ihren *linken* Fuß stellen. Auch hier gilt, dass Sie die Stellung umdrehen und mit dem rechten Bein einnehmen, falls Ihnen jene mit dem linken nicht behagt. Zuletzt besteht noch die Kombination der beiden Stellungen, d.h. das linke Bein aufstellen und das rechte fallen lassen. Jedenfalls sitzt man in beiden Stellungen spontan gerade und Becken und Rücken sind entlastet.

Wichtig ist natürlich auch, dass Sie nach längerem Sitzen immer wieder aufstehen und Ihre Beine bewegen, damit die Blutzirkulation in Gang kommt. Auch auf der Stelle treten, abwechselnd auf Fußballen und Ferse hilft, die Wadenpumpe zu aktivieren. Denken Sie immer, Blut transportiert Sauerstoff in alle Zellen Ihres Körpers. Das Gehirn benötigt davon besonders viel, wenn es effizient funktionieren und jung bleiben soll.

Stehen und Körperhaltung

Mehr noch im Stehen als im Sitzen drückt die Körperhaltung unser Selbstverständnis aus. Die Wechselwirkung zwischen Gemütszustand, Charakter und Haltung ist eine bewiesene Tatsache. Beruhigend ist, dass es durch die Korrektur der Haltung meist gelingt, zumindest den Gemütszustand, wenn nicht gar den Charakter positiv zu beeinflussen. Zum Vergleich mit Ihrer eigenen Körperhaltung, sehen Sie sich die nachfolgenden Beispiele an und entscheiden Sie, welcher Sie am ähnlichsten sind bzw. in welcher Sie sich gerne sehen würden.

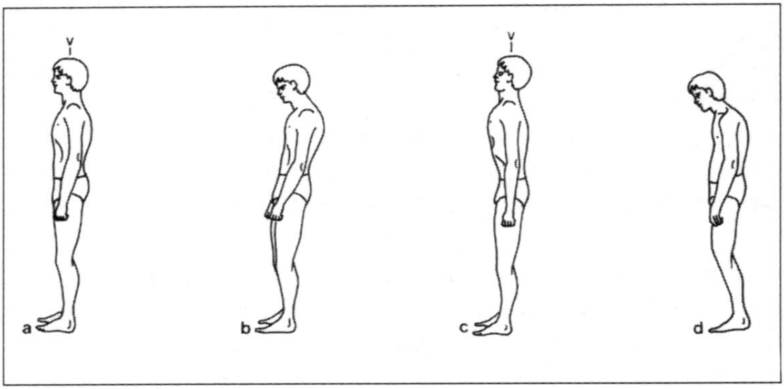

Beachten Sie die Anleitung zum korrekten Stehen im Kapitel »Die korrekte Ausgangsstellung« (Seite 40–43).

Richten Sie Ihre Aufmerksamkeit besonders auf die Knie, denn sie bestimmen, ob das Kreuz und die Wirbelsäule belastet oder entlastet werden. Sie sollten beim Stehen immer locker sein, nie nach hinten durchgedrückt, damit Sie kein Hohlkreuz bekommen. Machen Sie öfter im Stehen Lockerungsübungen mit den Knien: bewegen Sie sie rasch vorwärts und rückwärts und halten Sie dann plötzlich ein. Jetzt sollten sich Ihre Knie locker anfühlen. Allein schon diese neue Gewohnheit wird Ihre Kreuzschmerzen zunehmend vermindern.

Arbeiten

Wie bereits erwähnt, ist die einseitige Körperbelastung unser ärgster Feind. Wirken Sie ihm entgegen, indem Sie möglichst oft grob motorische Arbeiten abwechselnd mit rechts und links machen. Am Anfang mutet das etwas eigenartig an und wird vielleicht als irritierend empfunden, aber es ist wirklich nur Gewohnheitssache. Geben Sie nicht gleich auf, wenn es nicht sofort perfekt gelingt, Ihr Gehirn und Ihre Motorik müssen sich erst daran gewöhnen. Wer durch eine Verletzung des rechten Arms oder der Hand gezwungen war, die Linke zu benutzen, weiss wie relativ schnell es geht, auch sie effizient einzusetzen. Man kann sehr wohl Fenster mit links putzen, den Staubsauger und den Besen umgekehrt einsetzen, den Garten auch mal mit der entgegengesetzten Hand- und Fußstellung umgraben, Unkraut mit links ziehen und dabei das Gewicht auf das rechte Bein verlagern usw. Das Gleiche gilt für Bewegungsabläufe am Arbeitsplatz und im Sport. Schaffen Sie Ausgleich, indem Sie die Bewegungen zwischendurch immer wieder umdrehen bzw. mit der anderen Körperseite ausführen.

Übrigens ist das Standbein der meisten Rechtshänder das linke, denn der Körper sucht Stabilität in der Diagonalen, so hat er eine breitere und sicherere Basis. Damit man sich rechts gezielt und kraftvoll bewegen kann, muss die linke Seite dagegenhalten. Diese ständige Haltefunktion führt oft zu großen Verspannungen, wie auch die Beanspruchung der Muskulatur immer in die gleiche Richtung sehr belastend ist. In der Tat beobachten wir immer wieder, dass Schmerzen häufig rechts auftreten, aber Verspannungen links vorhanden sind. Werden die Verspannungen links gelöst, verschwinden die Schmerzen rechts.

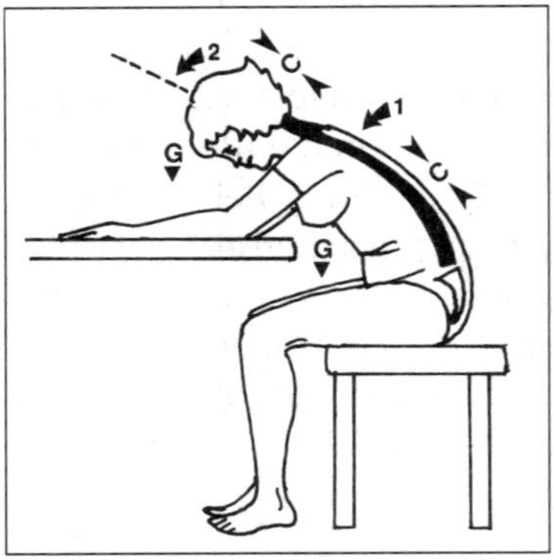

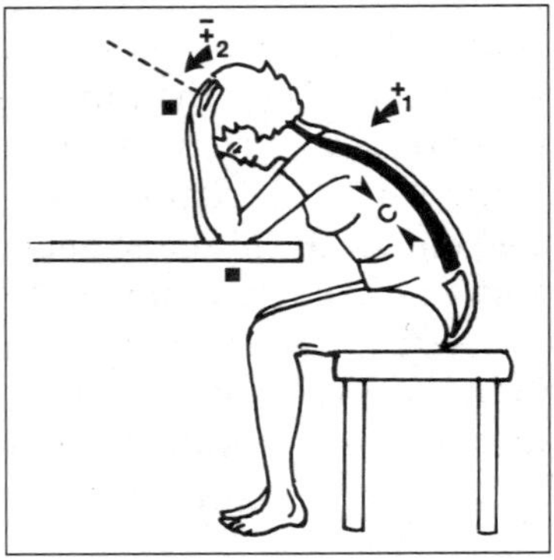

Es ist normal, dass unsere Augen immer auf die tätigen Hände schauen; dabei muss aber die Nackenmuskulatur stets den Kopf und die Rückenmuskulatur den Körper gegen die Schwerkraft (in der Abbildung mit »G« bezeichnet) halten. So befinden sich die rückwärtigen Muskeln der Wirbelsäule unter Dauerspannung, mit ➤ C ◄ (Kontraktion) bezeichnet. Wie oft reiben wir uns doch den schmerzenden Nacken oder das Kreuz!

Schaffen Sie sich Entspannung, indem Sie die vordere Muskulatur ab und zu durch isometrische Übungen aktivieren.

Die Hände und der Tisch sind der Widerstand, durch das ■ bezeichnet, gegen den der Kopf und der Rumpf sanft gedrückt werden. Am besten Sie kombinieren diese Übung mit der Zilgrei-Atmung. Dann entspannen Sie sich in der Einatmung und in der darauf folgenden 5-Sekunden-Pause, und während der Ausatmung und Pause drücken Sie *sanft* mit dem Kopf gegen die Hände und spannen gleichzeitig die Bauchmuskeln an. Wiederholen Sie das fünfmal. Sie werden sofort spüren, wie entlastend das für die ganze Wirbelsäule und die Rücken- und Nackenmuskulatur ist.

Ab und zu rückwärts laufen, am besten bergauf, oder rückwärts die Treppen hinauf- oder hinuntersteigen, ist die beste Art, die Muskeln, die immer in der Vorwärtsbewegung gefordert werden, zu entspannen. Auch schmerzende Knie und Hüftgelenke sind dankbar für diese Entlastung. Beim Treppensteigen setzen Sie zuerst den einen Fuß zurück und ziehen den anderen nach und umgekehrt. Machen Sie das langsam und mit Bedacht und vor allem halten Sie sich am Geländer fest. Wenn Sie dazu die Zilgrei-Atmung mit den Pausen einsetzen, ist die entspannende Wirkung noch größer.

Tragen

Besonders Leute, die anfällig für Rückenschmerzen sind, sollten darauf achten, wie sie Gewichte heben und tragen. Eine diesbezügliche Änderung eingefahrener, falscher Gewohnheiten hilft schon sehr viel, um Sie vor Schmerzen und Beschwerden zu bewahren. Wenn Sie schwere Gewichte anheben, achten Sie darauf, dass die Hauptarbeit durch die Bein- und nicht die Rückenmuskulatur geleistet wird. Dabei sollte das Rückgrat möglichst senkrecht gehalten werden.

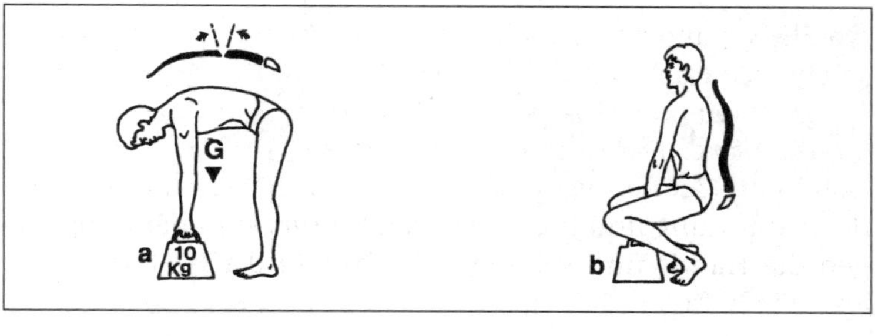

Tragen Sie Gewichte nicht vom Körper entfernt (Abb. a). Je näher das Gewicht am Körper getragen wird (Abb. b,c), desto geringer ist die Belastung für Muskulatur und Rückgrat.

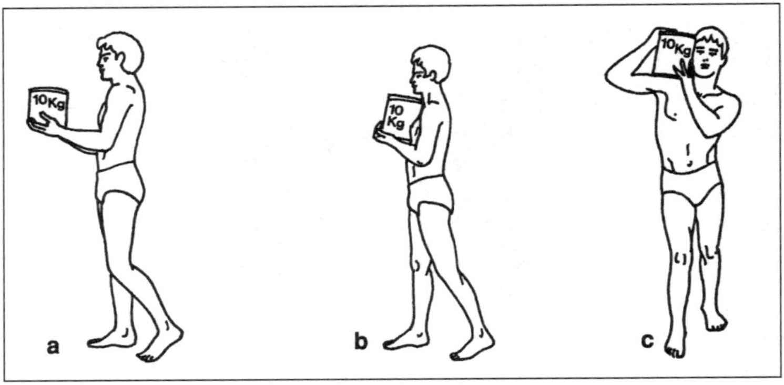

Wenn Sie schon schwere Gewichte nur mit einer Hand tragen, was besser vermieden werden sollte, strecken sie wenigstens zum Ausgleich die freie Hand seitlich aus (Abb. a) Besser ist es auf jeden Fall, mit beiden Händen mehr oder weniger das gleiche Gewicht zu tragen (Abb.b) oder sich bei schweren Gewichten helfen zu lassen.

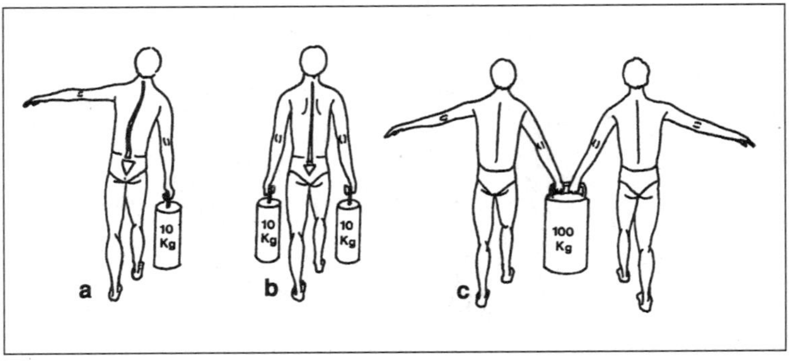

Der Gebrauch von Riemen (Abb. d) ist bei schweren Gewichten oder großen Gegenständen immer noch die rückenfreundlichste Transportart.

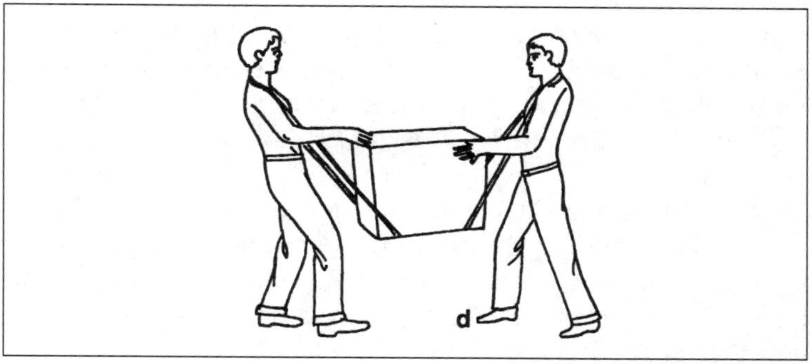

Tragen Sie die Schultertasche nicht immer auf der gleichen Schulter und die Einkaufstasche abwechselnd immer mal rechts, mal links.

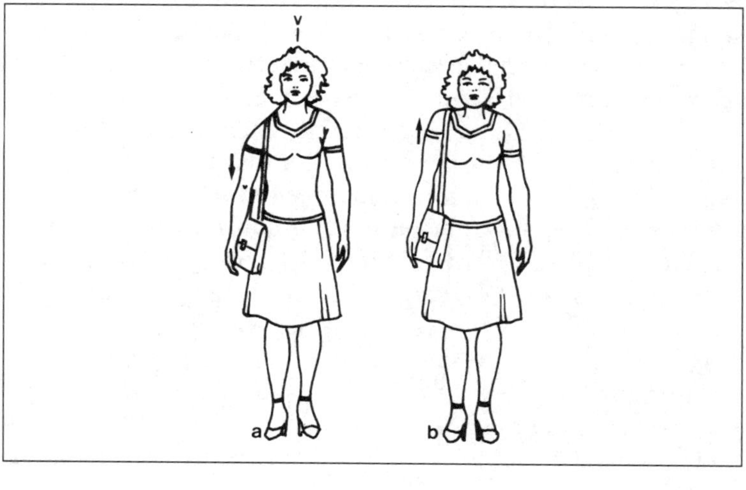

Übrigens ist die Schultertasche öfter als man denkt für Schulter- und Nackenschmerzen verantwortlich. Da das Gewicht der Tasche die Schulter nach unten zieht (Seite 199, Abb. a), tendiert man dazu, unbewusst die Schulter hoch zu ziehen (Abb. B), damit der Riemen der Tasche nicht herunterrutscht. Beides verspannt die Nacken- und Schultermuskulatur, abgesehen davon, dass der Kopf meist unmerklich zu einer Seite geneigt wird. Dann wundert frau sich über Kopf- und Schulterschmerzen!

Ermahnen Sie auch Ihre Kinder immer wieder dazu, Schultaschen oder andere Gewichte nicht einseitig zu tragen. Sie sind noch im Wachstum, weshalb die Gefahr von Wirbelsäulen- und Haltungsschäden noch groß ist. Skoliose beginnt meist im Schulalter!

Schlafen

Dieses Thema könnte ein eigenes Buch füllen, dermaßen vielschichtig sind in unserer heutigen Zeit die Schlafprobleme vieler Menschen. Damit Sie zumindest mit weniger Rückenschmerzen aufstehen können, begrenzen wir uns auf ein paar hilfreiche Tipps. Häufig klagen nämlich unsere Patienten darüber, dass ihre Schmerzen am schlimmsten morgens, beim Aufwachen sind. Sie geben Unmengen von Geld für den Erwerb immer neuer Matratzen und Kopfkissen aus und haben das Problem damit immer noch nicht gelöst. Häufig reichen aber einige kleine Veränderungen der Schlafgewohnheiten, damit man ohne Schmerzen aufwachen kann. Der Körper möchte sich im Schlaf völlig entspannen und dafür müssen die Voraussetzungen geschaffen werden. Benutzen sie keine zu glatte oder schlüpfrige Bettwäsche und tragen Sie keine synthetischen oder seidenen Nachthemden oder Schlafanzüge.

Sie beeinträchtigen die bequeme, spontane Haftung auf der Matratze, und findet der Körper diese nicht, verspannt er sich, um nicht zu verrutschen. Passen Sie Ihre Decke der Jahreszeit an. Sommer wie Winter mit der gleichen Daunendecke zu schlafen verlangt vom Körper eine größere Anstrengung für die Wärmeregulierung. Wenn Ihr Partner ein Schwergewicht und Sie ein Fliegengewicht sind, schlafen Sie am besten auf separaten Matratzen oder in getrennten Betten. Das tut der Zweisamkeit keinen Abbruch. Im Gegenteil! Menschen, die schlecht schlafen, sind meist gereizt, nervös und ständig müde.

Kommen wir zur *Schlafstellung*. Menschen mit Rückenschmerzen sollten sich eine Schlafstellung aneignen, in der die Wirbelsäule und das Becken weitgehend entlastet sind. Natürlich verändern wir die Stellung im Schlaf häufig, aber wenn der Körper zu einer entlastenden Stellung erzogen wird, wird er öfter und länger in dieser Stellung verweilen wollen. Wir gehen als Beispiel wieder von Rechtshändern aus.

Legen Sie sich auf die rechte Seite und halten Sie das rechte Bein leicht gestreckt. Winkeln Sie das linke Bein an und legen Sie unter den Oberschenkel ein Kissen. Dadurch wird das Becken entlastet und die Wirbelsäule gerade. Das Kissen vor der Brust entspannt den Schultergürtel und ist bei Schulterschmerzen aber auch bei Schmerzen in der Brustwirbelsäule eine wahre Wohltat. Hier fehlt noch das Kopfkissen, das natürlich die richtige Höhe haben sollte.

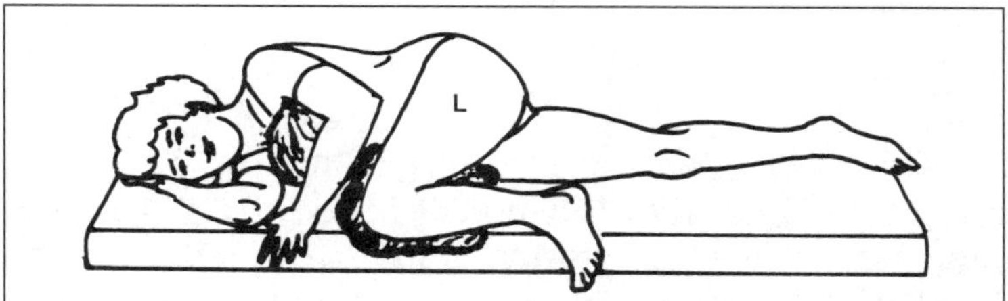

Das Kopfkissen in Abbildung a) hat die richtige Höhe. Sie entspricht dem Abstand zwischen Kopf und Schulter und die Halswirbelsäule bleibt gerade. Das Kissen in Abbildung b) ist zu hoch, während jenes in c) zu niedrig ist. In beiden Fällen ist die Halswirbelsäule abgeknickt.

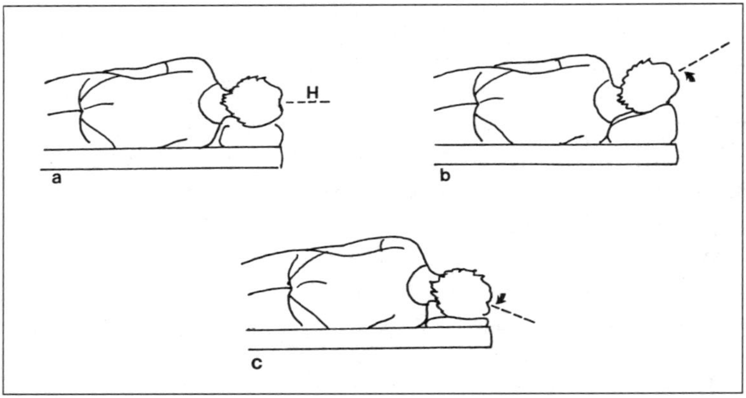

Und nun zum *Aufwachprogramm*. Gewöhnen Sie sich an, bevor Sie aus dem Bett springen oder sich qualvoll herauswälzen, folgende Bewegungen zu machen:

Mindestens 10 mal die Füße bewegen: abwechselnd einen Fuß wegstrecken, den anderen zu sich heranziehen. Das aktiviert die Wadenpumpe und bringt den Kreislauf in Gang:

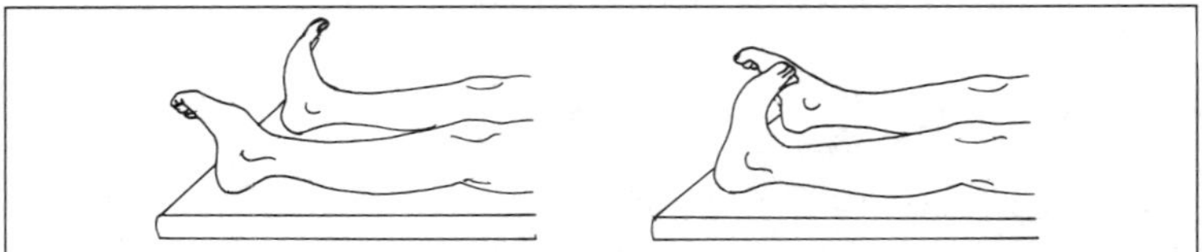

Mindestens 10 mal die Füße nach innen und außen drehen:

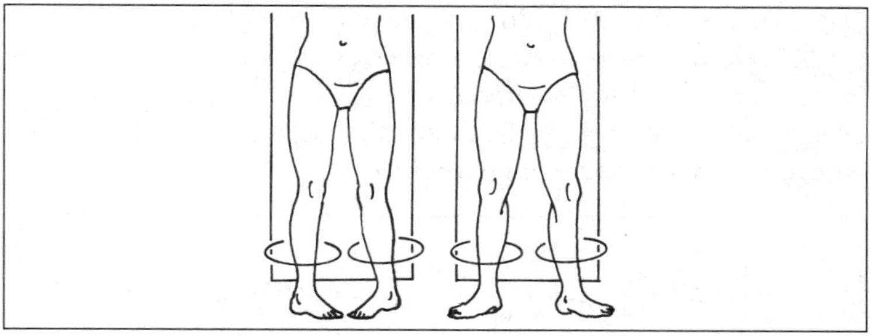

Mindestens 5 mal die aufgestellten Beine locker nach links und rechts fallen lassen und den Kopf dabei jeweils in die Gegenrichtung drehen:

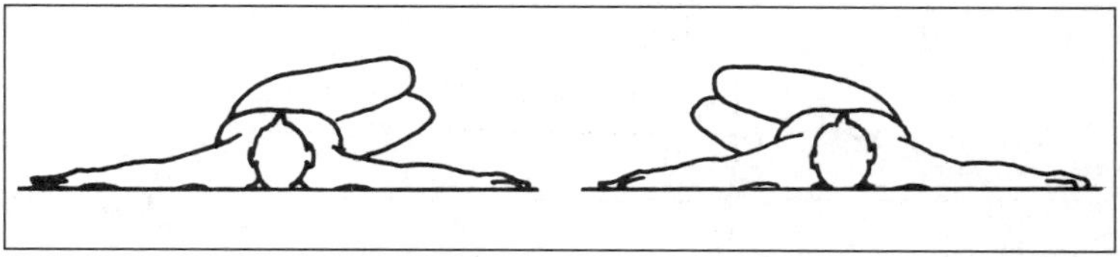

Selbstverständlich sind diese Bewegungen nur dann zu machen, wenn Ihnen das keine Schmerzen verursacht. Passen Sie die Bewegungen und das Bewegungsausmaß Ihrem Zustand an.

Nun können Sie aufstehen, aber das Aufstehen aus dem Bett kann eine wahre Qual sein, wenn man von akuten Rückenschmerzen befallen ist. Hier ein paar Empfehlungen, wie es weniger schmerzhaft geht.

Als Erstes drehen Sie sich auf den Bauch (Seite 204, Abb. a), dann rutschen Sie so weit ans Fußende hinuter, bis Sie mit den Knien den Boden erreichen (Abb. b – d). Atmen Sie vollkommen aus. Während Sie einatmen, stemmen Sie sich mit den Armen hoch (Abb. e – h). Machen Sie im Stehen ein bis zwei komplette Zilgrei-Atmungszyklen.

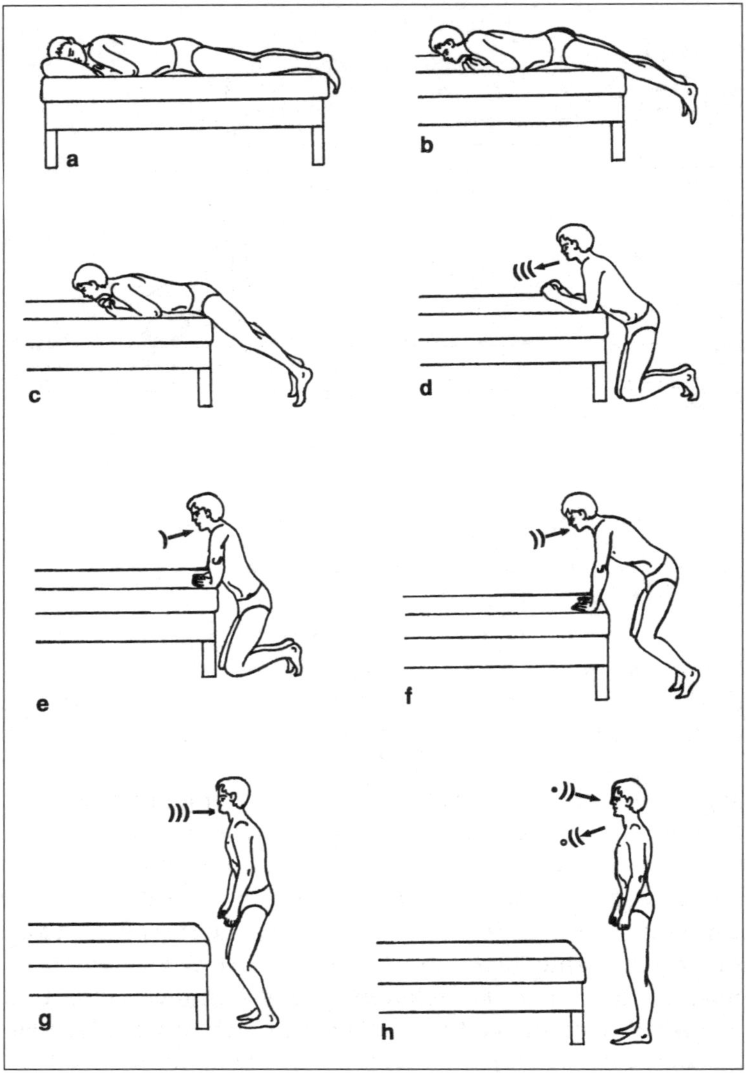
a
b
c
d
e
f
g
h

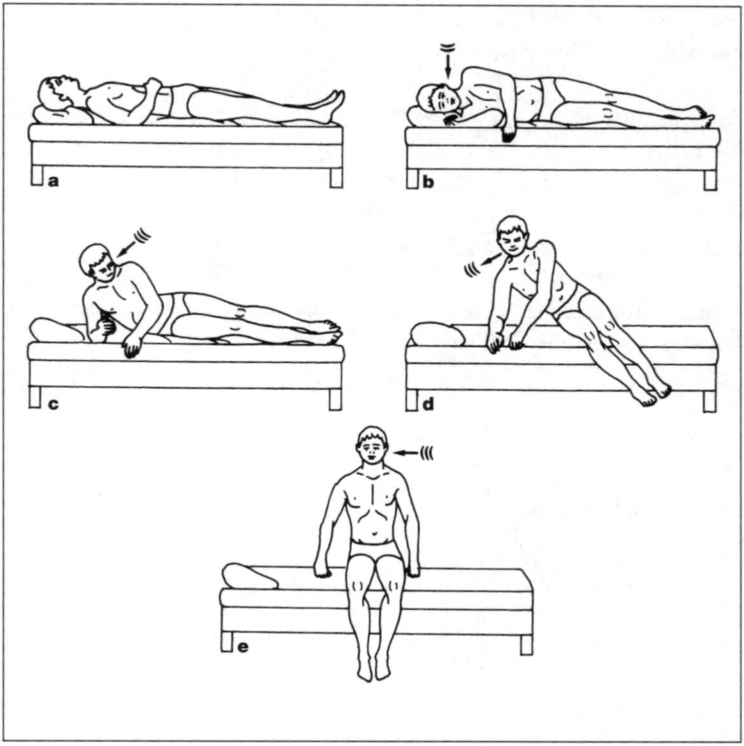

Wenn Sie nicht über das Fußende aufstehen können, nutzen Sie die Arme und die Atmung zum Aufstehen:

Atmen Sie aus, winkeln Sie die Beine an, und während Sie sich mit Hilfe der Arme hochstemmen, lassen Sie die Beine auf den Boden gleiten (Seite 204, Abb. c – f). Die Hauptarbeit verrichten die Arme, damit der Rücken entlastet wird. Im Sitzen machen Sie einen kompletten Zilgrei-Atmungszyklus und während Sie dann einatmen, stützen Sie sich mit den Händen auf den Oberschenkeln ab (siehe Selbstbehandlung KIEBITZ auf Seite 106), stehen auf und machen im Stehen wieder einen kompletten Zilgrei-Atmungszyklus.

Im Badezimmer. Hier geht es wieder darum, wie Sie stehen und zwar am Waschbecken. Die Stellung in Abbildung a) ist sehr belastend für den Rücken, jene in Abbildung b), mit leicht angewinkelten Knien und gespreizten Beinen schonender für Rücken und Kreuz. Ein niedriger Fußschemel im Badezimmer ist immer nützlich. Als Rechtshänder stellen Sie den linken Fuß darauf während Sie Toilette machen oder sich die Haare föhnen.

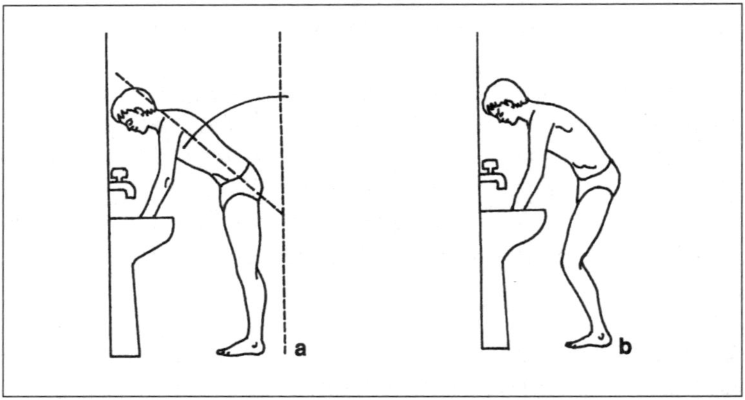

Zu guter Letzt

Vorbeugen ist besser als heilen, das wissen wir alle. Aber wenn Sie nicht zu den bewundernswerten Menschen gehören, die die notwendige Disziplin aufbringen und sich beizeiten Zeit für sich selbst nehmen, dann unternehmen Sie wenigstens *sofort* etwas, wenn sich die ersten Anzeichen Ihrer Rückenschmerzen anbahnen. Unterdrücken Sie sie nicht einfach mit Pillen oder Spritzen. Warten Sie nicht, bis die Symptome so massiv werden, dass Sie sie ohne Medikamente nicht mehr ertragen können. Die dafür eingesetzten Pharmazeutika haben meist bedenkliche Nebenwirkungen, insbesondere zulasten der Nieren und der Leber und beseitigen keinesfalls die *Ursachen* Ihrer Rückenschmerzen. Reagieren Sie also sofort auf die ersten Warnsignale, indem Sie aktiv etwas dagegen unternehmen. Beginnen Sie sofort mit Ihrem Zilgrei-Programm!

Wie und wo können Sie die Zilgrei-Methode erlernen?

Publikationen

Das im Mosaik bei Goldmann Verlag erschienene Buch *Neue Hoffnung Zilgrei* enthält zusätzliche Ausführungen über die Zilgrei-Methode. Sie finden darin Zilgrei-Selbstbehandlungen für die am häufigsten auftretenden Beschwerden des gesamten Bewegungsapparates: Schultern, Hüftgelenke, Knie, Ellenbogen, Hände, Füße usw. sowie Anwendungen bei Stuhlverstopfung, Menstruations- und Wechseljahrbeschwerden und bei stressbedingten nervösen Zuständen.

Das Buch *Zilgrei gegen Kopf- und Nackenschmerzen* konzentriert sich auf den Halswirbel-, Kopf- und Kieferbereich.

Die Bücher sind über den Buchhandel erhältlich und können auch per Internet bei www.zilgrei.com bestellt werden.

Bücher über die Zilgrei-Methode sind bisher in italienischer, deutscher und spanischer Sprache erschienen. Die englische Ausgabe der Bücher ist in Vorbereitung.

Selbsthilfekurse

Der Besuch eines Selbsthilfekurses oder von Privatlektionen bei einem/r anerkannten Zilgrei-Lehrer/in ist die beste Möglichkeit, Zilgrei für den Eigenbedarf zu erlernen. Obschon die Anwendungen in den Büchern so klar und einfach wie möglich dargestellt und erläutert sind, bestehen bei den Ausübenden manchmal Zweifel über die korrekte Umsetzung in die Praxis. Das ist vor allem dann der Fall, wenn die gewünschte Wirkung ausbleibt oder wenn die bekannten Schmerzen zwar verschwinden, sich aber dafür neue Beschwerden einstellen. Bei Zilgrei kommt es häufig auf kleine aber maßgebliche Feinheiten an, die Sie am besten von einer fachlich qualifizierten Person erlernen.

Die Listen der eingetragenen Zilgrei-Lehrer/innen in Deutschland, Schweiz und Italien erhalten Sie von Zilgrei International SA, Postfach 101, CH – 6976 Castagnola, gegen Einsendung eines adressierten Briefumschlages und eines internationalen Postwertzeichens im Wert von € 3,– bzw. Briefmarken im Wert von Sfr 5,– in der Schweiz. Sie können diese Listen auch kostenlos von der Zilgrei-Internet-Seite abrufen unter www.zilgrei.com. Wir empfehlen Ihnen, sich nur Personen anzuvertrauen, die in den Listen aufgeführt sind.

Ausbildungskurse

Die Einfachheit der Methode verleitet häufig Therapeuten dazu, auch ohne Zilgrei-Ausbildung Patienten nur anhand der Bücher mit Zilgrei zu betreuen. Sie werden auf diese Art weder der Methode selbst noch den Hilfesuchenden gerecht. Die in den Büchern angebotenen Selbstbehandlungen sind zwar bei allgemeinen Beschwerden und vor allem bei korrekter Ausführung sehr wirksam, aber wenn kompliziertere Fälle vorliegen oder die Wirkung ausbleibt, fehlt die nötige Kenntnis der Zusammenhänge, um individuell vorgehen zu können.

Wenn Sie sich für die Ausbildung entscheiden, dann wählen Sie nur Kurse, die Ihnen garantieren, das Original-Zilgrei mit Anerkennung des Diploms oder Zertifikats zu erlernen. Zilgrei International, Vertreterin der Urheber der Methode, organisiert Ausbildungskurse in der Schweiz, in Deutschland, in Italien und auf Anfrage auch in anderen Ländern. Sie bieten die Zulassung als anerkannte/r Zilgrei-Lehrer/in und die Möglichkeit der beruflichen Nutzung der Zilgrei-Methode. Die Kurse werden von Personen der verschiedensten medizinischen, komplementärmedizinischen, naturheilkundlichen, pädagogischen und Sport orientierten Fachbereiche besucht, d.h. von Menschen, die beruflich oder aus Überzeugung mit Menschen zu tun haben.

Zilgrei International empfiehlt der Öffentlichkeit nur Zilgrei-Lehrer/innen, die in anerkannten Kursen ausgebildet wurden. Sie wacht darüber, dass die Methode in ihrer ursprünglichen Form bestehen bleibt und im Sinne ihrer Entwickler weiterverbreitet wird.

Besonders auch am Arbeitsplatz hat sich Zilgrei zur Vorbeugung gegen arbeitsbedingte Beschwerden und Erkrankungen des Bewegungsapparates bewährt. Viele Zilgrei-Lehrer/innen führen Selbsthilfekurse in Betrieben und Unternehmen aller

Art durch. In der Tat sind die Einsatzmöglichkeiten von Zilgrei, vom Kindergarten bis ins Altersheim, nahezu unerschöpflich; entsprechend breit ist das Betätigungsfeld der Zilgrei-Lehrenden.

Informationen über die Ausbildung können auf der Zilgrei-Internetseite eingesehen oder bei Zilgrei International, Schweiz, angefordert werden.

Informationen und Beratung

Sämtliche Informationen in deutscher, italienischer, englischer und französischer Sprache erhalten Sie von

Zilgrei International SA
Postfach 101
CH – 6976 Castagnola
Telefon +41 (0)91 – 970 11 00
Fax +41 (0)91 – 971 12 18
E-Mail info@zilgrei.com
Internet www.zilgrei.com

Register

T